編著／

林嘉良 博士

保健品食用指南

萬里機構

自序

從事前線醫護人員 10 年，曾服務公立和私營醫院，之後曾到多所大學任教醫生和護士課程，希望把各種維持健康的方法，傳給身邊的每一個人。在從事醫護及相關教育的 10 多年間，很多問題我都懂得解答病人和學生，偏偏有一個問題，這 10 多年間我也不能給出一個答案，只能眼睜睜看着學生離開課室、家屬離開病房、病人離開世界，而我則默默地從他們的視線底下離開……。這問題就是：這個病現今醫療水平沒法醫，我們理解，但連改善也沒有辦法嗎？

「沒有。」

就是這個冷冰冰的答案，讓我帶着現有的醫療知識，踏上研究保健科學的旅途，讓縱使不能醫但能改善健康的狀況，呈現大家面前。我發現保健科學是讓病人家屬花費萬金去追求的希望，也是讓病人自己賭上畢生的運氣，去追求的最後一個疾病處理方案。承載着這樣沉重的一個希望，保健科學應該是盛載着充足科研成果的健康維護手法。可惜，事與願違，自從事保健科研後，我赫然意識到在香港從事保健科研的人少之又少，我只是極少數的一人！在本地科研不足的情況下，大家只能透過網絡和媒體接觸保健相關的資訊，結果資訊來源十分雜亂和片面，比起歐美等地區亦大幅落後。

機緣巧合下，在新冠疫情期間，因大學學生未能到校上課而令我意識到網絡授課的威力，「Dr K 保健專科」的 Youtube 頻道因此誕生；利用網絡的威力，結合我的第一手保健科研成果，把正確的保健知識透過網絡傳播給大家，同時透過這個平台解答大家積存於心底已久的健康問題。

這本書結集了常見的保健品資訊及常見問題，期望接觸到更多讀者，把保健知識傳播開去，解決更多人的健康問題。這就是我編寫此書的初心，也是一個科研學者應有的擔當。

林嘉良

目錄

第三章：長期病患 74

第四章：心血管 108

第五章：維他命類 142

第一章

逆齡抗衰老

- NMN
- 麥角硫因
- 葫蘆巴鹼
- 白藜蘆醇
- 輔酶 Q10
- 亞精氨
- 精氨酸
- 黃連素

NMN

2023 至 2024 年間，坊間對「逆齡抗衰老」這一個詞語應該不會陌生。很多鋪天蓋地的資訊和廣告，一直圍繞逆齡抗衰老這個課題。而當中 NMN (Nicotinamide Mononucleotide) 可說是這個逆齡抗衰老潮流的佼佼者。

功效

1. **抗衰老：** 促進細胞能量，加快修復受損細胞。
2. **提高能量水平：** 促進能量產出，保持細胞高效運作。
3. **保障心血管健康：** 加快清除身體有害物質。

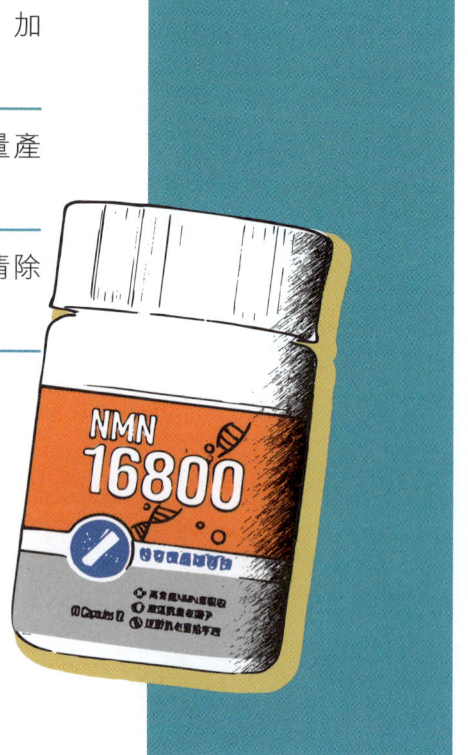

概覽

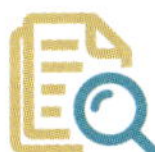

整個故事可説是由李嘉誠先生的一筆投資説起，因為整個熱潮就是由他投資了 NR (Nicotinamide Riboside)，即是 NMN 的前一代，引爆了香港的逆齡抗衰老熱潮。之後第二個引爆點，就是於 2023 年 10 月，美國食品及藥物監管局（FDA）以 NMN 有可能作為潛在藥物的可能成為理由，大力推動 NMN 在美國下架，讓人有無限聯想，就是 NMN 的功能強大至監管機構都要出手干預，令到 NMM 的名聲更上一層樓。名聲歸名聲，都需要有良好的保健效果熱潮才能繼續下去。根據研究顯示，30 歲後身體體內的 NAD+ (Nicotinamide Adenine Dinucleotide) 開始急劇下降，而這個變化速成了身體的老化，因此理論上只要能夠源源不絕的補充 NAD+，就能大幅延緩衰老以及相關的病徵。臨床的研究顯示，服用了 NMN，可以令到不同器官內的 NAD+ 有不同程度的提升，當中提升得最顯著的是肝臟，NAD+ 水平提升超過 4 倍，而其他器官都各自有 1.5 倍到 3 倍的提升水平。

很多朋友都會有一個疑問，就是當初李嘉誠投資的 NR 到哪裏去了呢？如果真的如廣告説明般厲害，為甚麼還有 NMN 的出現？那是因為針對 NR 的後續研究發現，NR 進入細胞的速度比較慢，而 NMN 因有專屬的直通車 SLC12a8，令它可以更快進入細胞內部，繼而轉變成 NAD+，更快速為細胞充能，達成逆齡抗衰老的任務。在這裏要說明一下，「逆齡抗衰老」這詞語的實際意思。這詞語的意思看上去好像是能返老還童，可是細胞有它的生物限制，因此並不能導致細胞的機能逆轉，即一個 60 歲的人，以現今的科技，並不能返老還童到 20 歲般，可以捱夜胡亂吃東西而身體都能有效消化及處理。這詞語的意思，是幫助一些實際年齡是 40 歲，卻活得像是六、七十歲的人，重回 40 歲應有的身體狀態，這樣就說成了年輕 20 年的概念，需要大家正確認識這個概念。

保健應用

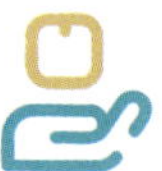

所以說到逆齡抗衰老，其實只是把細胞的能量提升，讓細胞執行天職，作出自行修復，或把老去的細胞進行自行滅亡的工作。如果大家熟悉 NMN 這種保健產品，應該都會知道 NMN 往往需要加上其他輔助保健品來發揮最大的逆齡抗衰老功效，當中包括 CoQ10（輔酶 Q10）或 PQQ 等，從而加強心臟和細胞運轉的功能，把相關保健品帶往身體各部分。由此可以知道，單一保健品很難達成全方位保健的終極目標，必須結合和配搭不同種類的保健品，並透過 NMN 這類增加細胞能量的保健品，來達至不同的專科保健功能。

適合人士

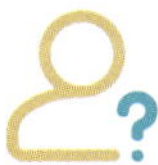

1. **中老年人：**加快代謝，作逆齡抗衰老功能。
2. **高強度工作者：**加快細胞收復，支持身體強效工作。
3. **有代謝問題的人士：**加強細胞運作，增加新陳代謝。

注意事項

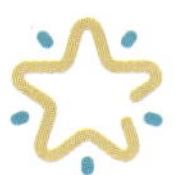

1. 將 NMN 補充劑存放在陰涼乾燥的地方，避免陽光直射和高溫。
2. 避免在晚間服用。
3. 避免選擇合成產品，應選擇天然萃取 NMN。

宜
- 空肚服用。
- 配搭其他增加能量產出之保健品同服。

忌
- 與維他命 B_3 同服。

麥角硫因

Ergothionеine

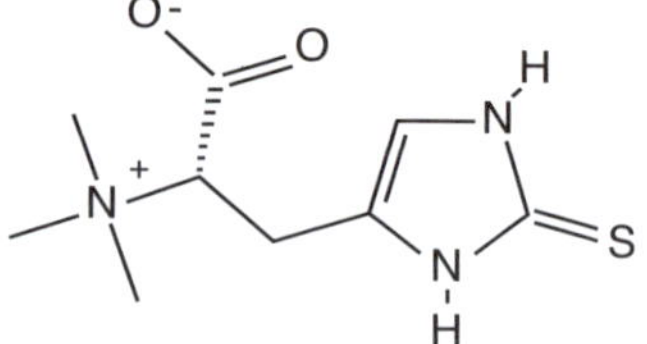

麥角硫因（Ergothioneine，簡稱 EGT）是一種天然存在的氨基酸衍生物，最早於 1909 年由科學家從麥角菌中分離出來。麥角硫因常見於真菌（Fungi）、藍綠藻（Blue green algae）和細菌（Bacteria）中。過往麥角硫因一直未被重視，到 2023 年開始，因環球吹起逆齡抗衰老風氣，麥角硫因因其獨特的抗氧化和細胞保護特性，逐漸引起了保健科學界的關注，當中特別以逆齡抗衰老的功能最為吸引。

功效

1. **強效逆齡抗衰老：**增強細胞能量的使用。
2. **加快細胞運作：**增加各身體器官的功能。
3. **維持皮膚健康：**集中針對皮膚作逆齡之用。

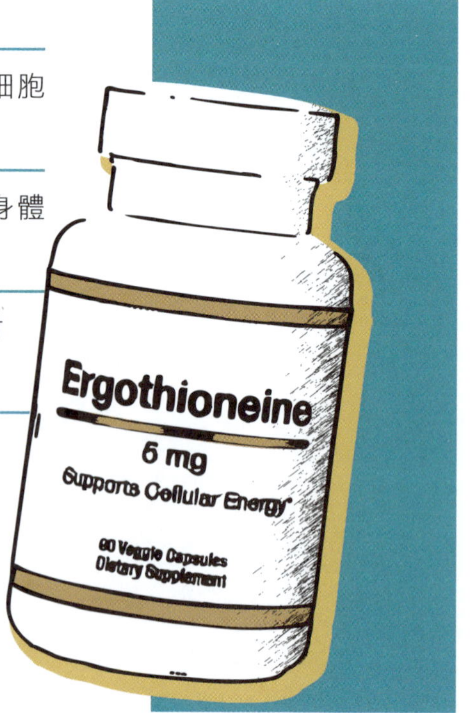

麥角硫因的化學結構為 2- 巰基組氨酸三甲基甜菜鹼（2-mercaptohistidine trimethylbetaine）。由於其獨特的化學結構，麥角硫因在生物體內表現出強大的抗氧化能力，能夠有效清除自由基，保護細胞免受氧化應激的損傷，當中的甜菜鹼（Betaine）部分，被發現能大幅增進運動表現，後繼的研究發現背後原因為增加細胞能量產出，因此也能增加細胞自我修復技能，也讓受損細包更快進行自行毀滅和更替，從而讓身體機能保持在最佳狀態。

有關麥角硫因的研究暫時不算太多，畢竟它在 2023 年才以新星姿態進入保健界。綜合各項研究資料，麥角硫因具有強大的抗氧化能力，能夠有效清除多種自由基，包括超氧陰離子、羥基自由基和過氧化氫等。與其他常見抗氧化劑如維他命 C 和維他命 E 相比，麥角硫因在細胞內的穩定性更高，且不易被氧化，抗氧化能力比這兩種常見的維他命高超過 10 倍。

保健應用

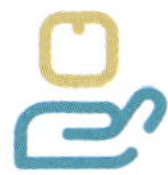

保護細胞

麥角硫因能通過多種機制保護細胞免受損傷。首先，它可以直接中和自由基，減少氧化應激對細胞和 DNA 的損害。其次，麥角硫因能夠調節細胞內的抗氧化酶系統，包括穀胱甘肽過氧化物酶和超氧化物歧化酶的活性，從而增強細胞的抗氧化能力。此外，麥角硫因還能夠通過調節細胞信號通路，促進細胞的存活和修復。

抗炎功能

研究還發現，麥角硫因具有顯著的抗炎作用。它能夠抑制炎症因子的產生和釋放，如腫瘤壞

死因子 -α（TNF-α）和白細胞介素 -6（IL-6），從而減輕炎症反應。這一特性使麥角硫因在多種炎症相關疾病的預防中具有潛在的應用價值，更加鞏固它作為保健新星的地位。

麥角硫因在保健品配搭中的應用

麥角硫因作為一種強效抗氧化劑和抑制炎症用的保健品，一直被廣泛使用於減緩衰老過程，並保護細胞免受氧化損傷，同時加速受損細胞的自行修復，在修復快於損傷的前提下，能達成整體逆齡抗氧化的保健目標。由於有顯著的抗炎作用，麥角硫因也被用於抗炎保健品的配搭中。它能夠減輕炎症反應，緩解炎症相關疾病的症狀。麥角硫因和其他保健品的配搭常展現出良好的效用，如配搭 MSM 和 S-ame 來應對關節炎，或配搭大蒜油和榆樹皮來應對腸易激綜合症等疾病。麥角硫因還具有免疫調節作用，能夠增強機體的免疫功能，提高抗病能力。這是因為免疫細胞也是細胞的一種，麥角硫因也能增強免疫細胞的能量產出，令我們的免疫機能更高效。因此，它常被用於免疫調節保健品中，配合乙聚醣來幫助提高機體的免疫力，預防疾病和其他先天免疫力失調症狀。

總括而言，麥角硫因作為一種天然存在的氨基酸衍生物，具有強大的抗氧化、抗炎和細胞保護作用。隨着科學研究的深入，麥角硫因在營養保健品領域的應用前景越來越廣闊。未來，隨着對其生物學特性和作用機制的進一步了解，麥角硫因有望在更多的健康領域發揮重要作用，為人類健康帶來更多的益處。

適合人士

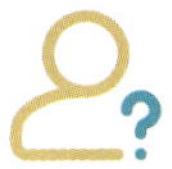

1. **逆齡抗衰老人士：** 特別適合關注皮膚衰老狀態人士。
2. **需戶外工作人士：** 細胞功能加快，應對日常生活和工作需要。
3. **皮膚問題者：** 加快修復皮膚細胞。

注意事項

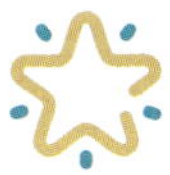

1. **產品劑量：** 市面上的有效劑量差異甚大，由 3mg 至 30mg 都有。有效劑量為 20mg 以上，請小心選擇產品。
2. **過敏反應：** 對菇菌類產品曾有敏感者應由低劑量開始服用。
3. 懷孕和哺乳期婦女應暫時避免本產品。

宜
- 結合菇菌類保健品同服。
- 配合皮膚專科保健品服用。

忌
- 用於自體免疫力失調人士。
- 用於濕疹人士。

胡蘆巴鹼

Trigonelline

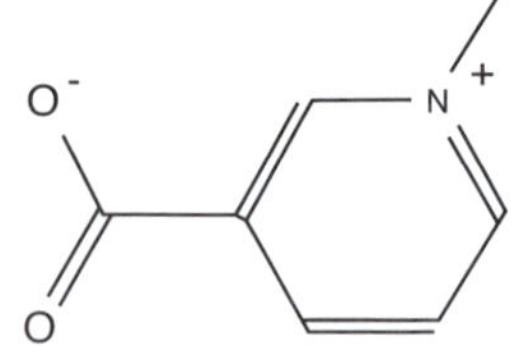

胡蘆巴鹼（Trigonelline）是一種天然存在的生物鹼，主要存在於胡蘆巴（*Trigonella foenum-graecum*）種子、咖啡豆和會結小型果子的植物中。胡蘆巴鹼因其多種生物活性和潛在的健康益處，逐漸引起了保健科學界廣泛關注，特別是和 NMN 和麥角硫因的優良相互配合性，令逆齡抗衰老保健有更多潛在可能性。

功效

1. **美容逆齡：**加快細胞修復程序，維持皮膚美貌。
2. **抗菌抗癌：**刺激免疫系統攻打入侵的細菌、病毒或變異細胞。
3. **抗炎作用：**減少炎症因子，減輕發炎症狀。

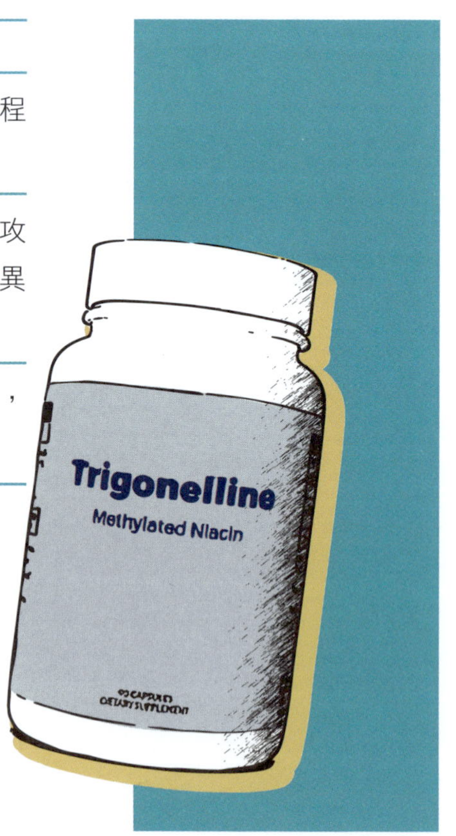

胡蘆巴鹼的化學結構為 1 - 甲基吡啶 - 3 - 羧酸鹽（1-methylpyridine-3-carboxylate）。最早發現它的生物學家因發現喝咖啡能有潛在的抗氧化和抗衰老功能，在追查下發現咖啡因和胡蘆巴鹼居功至偉。最後胡蘆巴鹼於 20 世紀初被生物學家分離和鑑定，繼而發現它具有多種生物活性和功能，包括抗糖尿病、逆齡抗衰老、抗氧化、抗發炎和神經保護等作用。

保健應用

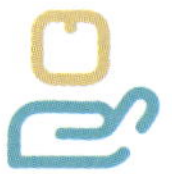

抗糖尿病特性

研究表明，胡蘆巴鹼具有顯著的抗糖尿病作用。動物實驗和臨床試驗均顯示，胡蘆巴鹼能夠降低血糖水平，改善胰島素敏感性。其機制可能包括促進胰島素分泌、增加葡萄糖攝取和利用、以及抑制糖質新生等。

抗衰老和抗氧化特性

胡蘆巴鹼具有強大的抗衰老和抗氧化能力，除了如一般保健品般能夠有效清除自由基，減少氧化對細胞的損害之外，胡蘆巴鹼還有特殊的黃酮化合物（Flavonoid）活性，能刺激被稱為長壽基因 Sirtuin 的人體信號蛋白，令人體高效運作並且抗衰老的目標。另有研究發現，胡蘆巴鹼能夠提高細胞內抗氧化酶的活性，如超氧化物歧化酶（SOD）和穀胱甘肽過氧化物酶（GPx），從而大幅增強細胞的抗氧化能力。

抗炎功能

胡蘆巴鹼還具有顯著的抗炎作用。研究表明，胡蘆巴鹼能夠抑制炎症因子的產生和釋放，如

腫瘤壞死因子 -α（TNF-α）和白介素 -6（IL-6），從而減輕身體的炎症反應。這一特性使得胡蘆巴鹼在多個保健抗炎的組合中，具有突顯某些專科保健功效的潛能，包括腸胃炎、肝炎和濕疹等等。

神經保護作用

説到比較獨特的地方，必須提及它具有神經保護作用這一獨特功能了。因為它具有突破血腦屏障的功能，因此能進入腦部，保護神經細胞，減輕損傷，促進神經再生。研究發現，胡蘆巴鹼能夠減少神經細胞的氧化損傷和炎症反應，並促進神經生長因子的顯化功能，從而有助於神經系統的健康。

既然胡蘆巴鹼具有穿越血腦屏障的功能，還能有神經保護作用，因此經常被應用於神經保護保健品中。它和其他保健品有很好的相互結合力，能把一些難以穿越血腦屏障的保健品成分帶到腦細胞，例如左旋肉鹼（L-carnitine），令腦細胞能量來源增加，藉此激活腦細胞的功能，或結合假馬齒莧（Water Hyssop）增強腦部的認知和記憶能力，預防腦退化或增加學習能力。

胡蘆巴鹼作為一種天然存在的生物鹼，具有多種非常有用的保健功能，包括逆齡抗衰老和抗糖尿等。隨着越來越多科研投入，胡蘆巴鹼在保健學領域的應用前景將會越來越廣闊。在不久的將來，學界將會更了解其生物學特性和作用機制，令胡蘆巴鹼可結合其他專科健康領域，發揮重要作用，使它的發展和健康功效令人充滿期待。

適合人士

1. **需要美容和逆齡抗衰老的人士：**促進細胞代謝更新，維持年輕美貌。
2. **「三高」病患者：**促進細胞運作，讓身體功能從回正軌。
3. **免疫力低下者：**增強免疫細胞運作，加強防病防癌。

注意事項

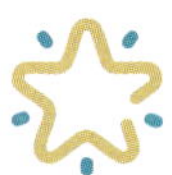

1. 選擇來自可信賴的供應商。

宜
- 選不含胡蘆巴籽雜質貨品。
- 配合麥角硫因同服。

忌
- 餵哺母乳。
- 與婦科藥物同服。

白藜蘆醇

Resveratrol

白藜蘆醇（Resveratrol）是一種天然存在的多酚化合物，主要存在於葡萄皮、紅酒、花生和多數的莓果中。它的保健故事起始於「法國悖論」，即很多人認為法國人的餐飲習慣中，脂肪和膽固醇水平很高，但法國人普遍心血管疾病的發病率很低。因此科學加大力投入，研究法國人的餐飲習慣，鎖定喝紅酒能為身體帶來某樣健康效益。及至 1940 年代，科學家終於在紅酒中正確認識到白藜蘆醇的存在。就在科學家拍手叫好之時，聰明的商人已經把白藜蘆醇當作保健品食用，或放入美容護膚品類作外敷之用。時至今日，白藜蘆醇依然是美容抗衰老的一線保健品，更因哈佛大學教授 David Sinclair 針對 NMN 的研究，指定白藜蘆醇為配搭 NMN 的不二之選，讓白藜蘆醇的熱度再創新高。

功效

1. **抗炎抗氧化：**集中針對心血管作抗炎抗氧化工作。
2. **心血管保護：**針對心血管的抗炎可以預防血管硬化。
3. **激活長壽基因：**激活 SIRT1 讓細胞減緩老化。

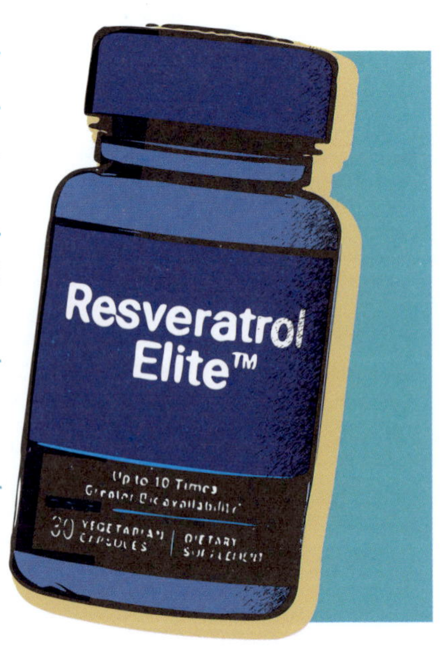

產出方法

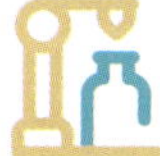

白藜蘆醇的萃取方法是很多用家極度關注的課題。白藜蘆醇可以通過多種方法獲得，包括天然提取、化學合成和生物科技。若取材自天然，白藜蘆醇主要是從植物中提取，特別是葡萄皮中。提取過程通常包括乾燥、粉碎、溶劑提取和純化等步驟。這種方法的優點是獲得的白藜蘆醇為天然來源，但提取效率較低，成本較高。化學合成是另一種獲得白藜蘆醇的方法。通過有機合成技術，可以在實驗室中合成高純度的白藜蘆醇。這種方法的優點是產量高、成本低，但合成過程可能涉及有害化學品，需注意環境和安全問題。近年來，生物科技也被應用於白藜蘆醇的生產。例如，通過基因工程改造微生物，使其能夠生產白藜蘆醇。這種方法具有環保、可持續的優點，但技術難度很高，大量生產所涉及的成本也很高。

保健應用

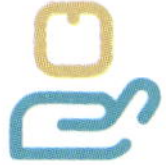

科研證據方面，白藜蘆醇有抗氧化、抗炎症功效，特別是和心血管相關的炎症，還有抗癌的特性。

白藜蘆醇具有強大的抗氧化能力，能夠有效清除自由基，減少氧化應激對細胞的損害。和一般的抗氧化物不同之處在於，白藜蘆醇能夠提高細胞內抗氧化酶的活性，如超氧化物歧化酶（SOD）和穀胱甘肽過氧化物酶（GPx），從而增強細胞的抗氧化能力。白藜蘆醇亦能夠抑制炎症因子的產生和釋放，如腫瘤壞死因子 - α（TNF- α）和白細胞介素 -6（IL-6）。同時也有研究顯示，白藜蘆醇能夠改善血管功能，降低血壓，減少動脈粥樣硬化的風險，還能夠抑制血小板聚集，減少血栓形成的風險，為改善心血管健康帶來重要的益處。不過有一點需要留意，如果一同服用白藜蘆醇和薄血藥，有機會導致原因不明的內出血，反而不利健康，各位用家需要多多提防。

在保健品的世界裏，白藜蘆醇可算是好處多多。作為單品使用，它能夠有益於心血管健康。不過它一般會配搭其他保健品來使用，最著名的配搭就是結合 NMM 來使用，這是因為它的抗氧化功能，需要 NMM 幫助細胞產出更多能量來達成，因此兩者的配合很能互補長短。白藜蘆醇也可以結合納豆激酶（Nattokinase）、水蛭素（Hirudin）和蚓激酶（Lumbrokinase），減低膽固醇沉積在血管壁的水平，因此用於暢通血管和降低膽固醇，白藜蘆醇有着舉足輕重的地位。

適合人士

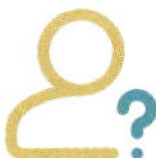

1. **心血管疾病風險者：**保障血管減少硬化，可減低心血管疾病風險。
2. **逆齡抗衰老用家：**激活長壽基因，讓細胞運作更快。

注意事項

1. 婦科疾病患者謹慎使用。
2. 正在服用薄血藥或抗血小板藥者慎用。

宜
- 配合 NMN 及 CoQ10 一同使用。
- 減少不良生活習慣，以防減低逆齡抗衰老的功效。

忌
- 與紫壇芪同服，會令血液流速加快，有機會造成高血壓及出血風險。

輔酶 Q10

Coenzyme Q10

輔酶 Q10（Coenzyme Q10，簡稱 CoQ10）是一種脂溶性抗氧化劑，廣泛存在於人體的細胞中，特別是在心臟、肝臟和腎臟等高能量需求的器官中。CoQ10 在細胞能量代謝中起着至關重要的作用，因此成為第一線守護心臟健康的保健品。

功效

1. **能量生成**：輔酶 Q10 在細胞的線粒體中參與能量生成過程，提升體力和耐力。
2. **維持心血管健康**：改善心臟功能，降低心血管疾病風險。
3. **保持皮膚健康。**

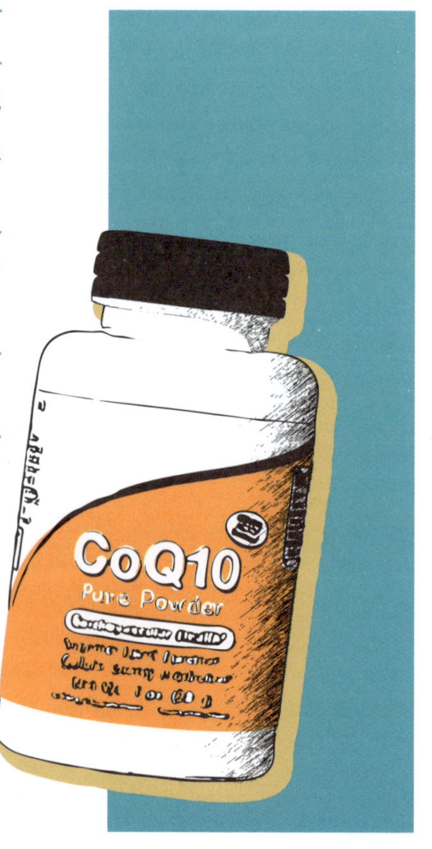

輔酶 Q10 最早於 1957 年由美國科學家從牛心線粒體中分離出來，正因為它們大量存在於心臟線粒體中，引起科學家的興趣。接觸的科學研究證實，CoQ10 因為能幫助細胞能量產出，因此大量存在於需要高能量支持活動的地方。在人體內，CoQ10 主要存在於心臟線粒體中，也存在於大型肌肉中，包括二頭肌、四頭肌和背肌等，參與電子傳遞鏈，幫助產生 ATP(三磷酸腺苷)，即細胞的主要能量來源，以支持高強度並且持久的細胞運動。

產出方法

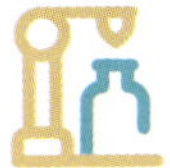

輔酶 Q10 可以通過多種方法獲得，包括天然提取和化學合成；各位用家需要清楚知道不同產出方式的利弊，留意包裝的説明，來決定購買何種產品。

輔酶 Q10 可以從動物組織中提取，特別是從動物的心臟、肝臟和腎臟中。提取過程通常包括乾燥、粉碎、溶劑提取和純化等步驟。這種方法的優點是獲得的 CoQ10 為天然來源，但提取效率較低，成本較高。此外植物是沒有 CoQ10 的，因此對於大部分素食者而言，透過於動物肌肉組織提取的 CoQ10，他們並不可接受，因此市面上絕大部分的 CoQ10 並不會以這種方式來生產。

化學合成是另一種獲得輔酶 Q10 的方法。通過有機合成技術，可以在實驗室中合成高純度的 CoQ10。這種方法的優點是產量高、成本低，而潛在有害的副產品亦能夠輕易被隔除，因此市面上絕大部分的 CoQ10 產品都以此方式來製造，由此可以見到 CoQ10 成本並不昂貴，如果見到你心儀的產品價格較高，就能知道該廠商的定價並不合理了。

保健應用

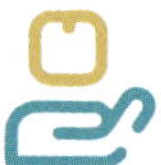

輔酶 Q10 具有非常強大的抗氧化能力，能夠有效清除自由基，減少氧化應激對細胞的損害。研究表明，CoQ10 能夠提高細胞內抗氧化酶的活性，如超氧化物歧化酶（SOD）和穀胱甘肽過氧化物酶（GPx），從而增強細胞的抗氧化能力。如果以 CoQ10 的天職來看其實並不意外，畢竟他們大量存在於需要高強度活動的地方。高強度活動意味着需要大量的氧氣進出，氧化反應亦較其他細胞組織更明顯。因此 CoQ10 的存在就是能幫助這些高活動組織盡快清除氧化自由基，讓這些細胞免除後顧之憂，不被氧化反應拖慢腳步，能全力把能量轉化為活動。

輔酶 Q10 亦被認為具有心血管保護作用。研究顯示，CoQ10 能夠改善心臟功能，降低血壓，減少動脈粥樣硬化的風險。此外，CoQ10 還能夠提高心肌細胞的能量代謝，減少心臟病發作的風險。補充 CoQ10 能夠顯著提高運動耐力，減少運動後的疲勞感，並促進運動後的恢復。

綜合以上各項保健效益，可見輔酶 Q10 一般備用作保持心血管健康的保健品。作為一種重要的脂溶性抗氧化劑，CoQ10 還能長效地依附在脂肪組織中，包括是肌肉外的皮下脂肪，包裹着心臟和血管周邊的脂肪組織，默默地幫助細胞能量產出，支持肌肉高強度的收縮功能。

適合人士

1. **中老年人士：**隨着年齡增長，體內輔酶 Q10 水平下降，補充有助於維持健康。
2. **心血管疾病患者：**有助於改善心臟功能，減少心血管疾病風險。
3. **皮膚老化人士：**減少皺紋和細紋。
4. **配合 NMN 使用者：**兩者的配合能讓保健成效大幅提升。

注意事項

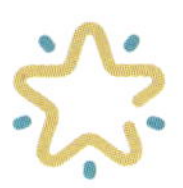

1. **劑量：**一般建議每日 100-200mg。
2. **吸收率：**選擇高吸收率的產品，如軟膠囊或液體形式，這些形式的輔酶 Q10 更容易被身體吸收。
3. **藥物相互作用：**輔酶 Q10 與某些藥物相互作用，如抗凝血藥物。
4. **存放：**輔酶 Q10 於高溫潮濕環境下易於分解。

宜
- 於早上服用，提升日間精神。
- 與降血壓藥物服用，減輕心臟壓力。

忌
- 於晚間服用，有機會構成失眠。
- 於強烈運動前服用，會為心臟帶來壓力。

亞精氨

Spermidine

亞精氨（Spermidine）是一種天然存在於所有生物體中的多氨化合物，對細胞生長、分化和生存具有重要作用。它在多種生物過程中發揮關鍵作用，包括細胞增殖、基因表達調控和自噬等。

功效

1. **促進細胞自噬：**亞精氨能促進細胞自噬過程，有助於清除細胞內的損壞組織和廢物。
2. **延緩衰老：**研究表明亞精氨可能有助於延緩細胞老化過程，延長壽命。
3. **改善認知功能：**有助於保護神經元，可能改善記憶和認知功能。
4. **改善心血管健康：**可有助於降低心血管疾病風險。

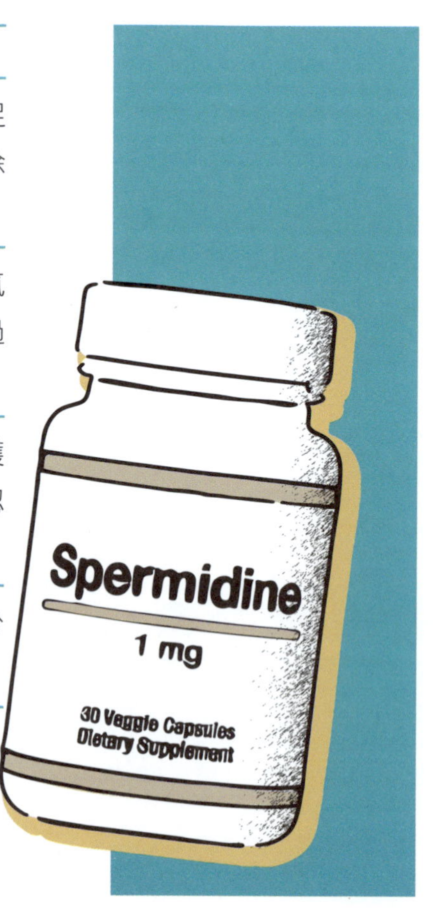

亞精氨最早於 20 世紀初被發現，並因其在精液中的高濃度而得名。亞精氨在生物體內由腐氨（Putrescine）和 S- 腺苷甲硫氨酸（SAM）合成，並可進一步轉化為精氨（Spermine）。生物學家透過觀察精子的動態，發現精子一個特別的特質，就是在營養素並不充足的情況底下，精子依然能快速擺動尾巴。科學家猜想精子內一定有某一種特質，可以支持到精子的運動狀態。最後就發現到亞精氨這種物質，並發展到今時今日，把亞精氨製作成保健品，讓身體內的細胞都可以像精子一般能量滿滿。

產出方法

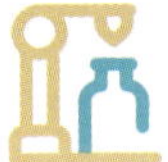

亞精氨可以通過多種方法獲得，包括天然提取、化學合成和生物技術。天然提取方面，亞精氨可以從植物組織中提取和濃縮，特別是從小麥胚芽、大豆和粟米。這種方法的優點是獲得的亞精氨為天然來源，但提取效率較低，成本較高。市面上的保健品一般以小麥胚芽為主要的提煉原材料，但一般的提取比率只有 5 至 10%，因此提煉的成本相對高些。化學合成是另一種獲得亞精氨的方法。通過有機合成技術，可以在實驗室中合成高純度的亞精氨。這種方法的優點是產量高、成本低，但合成過程可能會有有害化學副產品出現，必須經過隔除處理，這樣就考驗化學處理廠的技術和聲譽了。近年來，生物技術也被應用於亞精氨的生產。例如通過基因工程改造工程，改變微生物的蛋白產出，使其能夠生產亞精氨，情況就有如製作胰島素一樣。這種方法還在驗證階段，因此如果見到保健品聲稱是用生物科技來製作亞精氨，現階段筆者還不推薦大家選購這類產品。

保健應用

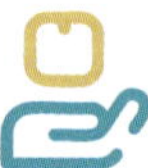

亞精氨被證明能夠誘導自噬，自噬是一種細胞內部清除損傷或不需要的細胞成分的過程。研究表明，亞精氨能夠通過調控自噬相關基因的表達，促進自噬體的形成和降解，從而維持細胞的正常功能和健康，也因此起到細胞抗衰老的作用。進一步的研究發現，亞精氨能夠延長多種生物（如酵母、線蟲和果蠅）的壽命。除了誘導自噬、減少氧化損傷和炎症反應外，亞精氨還能夠提高線粒體功能，維持細胞能量代謝，讓細胞執行自我修復或自我毀滅的天職，因此可以讓細胞維持最高工作能力，達到抗衰老的目標。

總括而言，亞精氨作為一種重要的多氨化合物，具有多種生物活性，包括自噬誘導、抗衰老、心血管保護、神經保護和抗炎等作用。隨着科學研究的深入，亞精氨在營養保健品領域的應用前景越來越廣闊。隨着越來越多逆齡抗衰老的產品出現，它還能配搭不同的逆齡抗衰老產品，來達至不同的健康功效，包括配合麥角硫因來增加細胞的能量應用，還能配合其他專科保健品，例如配合山葵來作生髮用途等等。

適合人士

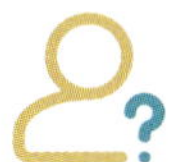

1. 中老年人士：延緩衰老、改善認知功能和增強免疫力。
2. **有心血管疾病風險的人：**改善心血管健康。
3. **免疫力較弱的人士：**增強免疫系統功能。
4. **患慢性炎症人士：**增強免疫系統，對抗一系列炎症。

注意事項

1. **過量使用：**避免過量使用，可能引起腸胃不適等副作用。
2. **特定人群慎用：**孕婦、哺乳期婦女慎用。
3. **過敏反應：**對多種蛋白質過敏的人應慎用。

宜
- 結合逆齡抗衰老保健品服用。
- 於完全空肚狀態下服用，減低胃酸對保健品的破壞。

忌
- 以鹼性飲品送服，這或會嚴重破壞保健品成效。
- 存放於溫度高的環境，會破壞保健品的有效成分。

精氨酸

L-Arginine

$H_2N-C(=NH)-NH-CH_2CH_2CH_2-CH(NH_2)-CO_2H$

精氨酸（L-Arginine）是一種半必需氨基酸，在人體內具有多種重要的生理功能。它在蛋白質合成、氮平衡、免疫功能和血管擴張等方面發揮着關鍵作用。

功效

1. **促進血液循環：** 精氨酸是氮氧化物的前體，有助於擴張血管，改善血液循環。
2. **提升運動表現：** 增加肌肉血流量，提升運動耐力和力量，減少運動後的疲勞感。
3. **促進傷口癒合：** 有助於膠原蛋白的生成，加速傷口癒合和組織修復。

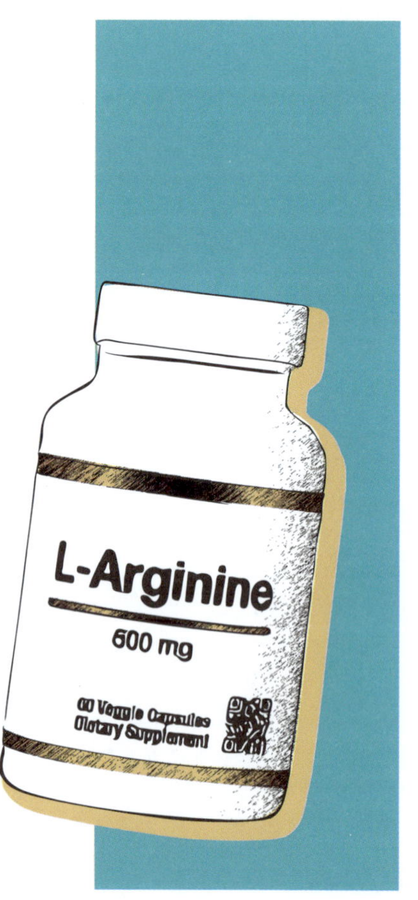

精氨酸最早於 1886 年由瑞士化學家恩斯特· 舒爾茨（Ernst Schulze）從黃豆中分離出來。精氨酸可以通過食物攝取或由其他氨基酸（如瓜氨酸和鳥氨酸）轉化而來。對於成人來説，精氨酸通常被認為是非必需氨基酸，但在某些情況下（如創傷、感染或壓力），其需求量可能增加，成為半必需氨基酸。它和亞精氨有一個類似的地方，就是被科學家發現大量在精子中出現。和亞精氨同樣，精氨酸參與細胞活動，不過它的功用比亞精氨廣泛得多，因此常和亞精氨一同服用，相互配合才能得出最佳的逆齡抗衰老保健成效。

產出方法

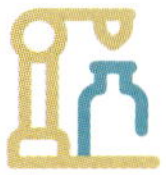

精氨酸可以通過多種方法獲得，天然提取方面，精氨酸可以從動植物蛋白質中提取，特別是從肉類、魚類、乳製品和某些植物（如黃豆和花生）中。提取過程通常包括蛋白質水解、分離和純化等步驟。這種方法的優點是獲得的精氨酸為天然來源，但提取效率較低，成本較高。

化學合成是另一種獲得精氨酸的方法。通過有機合成技術，可以在實驗室中合成高純度的精氨酸。這種方法的優點是產量高、成本低，但合成過程可能有害化學物，亦有機會產生若干人體無法使用的右旋精氨酸，但因保健品的檢測只檢測出精氨酸的含量，有時並未能分清左旋和右旋的百分比，導致保健成效大打折扣。

保健應用

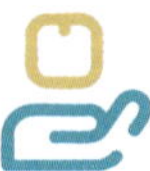

服用精氨酸確實好處多多，精氨酸是合成一氧化氮（NO）的前體。一氧化氮是一種重要的信號分子，對血管擴張、血壓調節和免疫反應具有重要作用。研究表明，補充精氨酸可以增加體內一氧化氮的生成，從而改善血管功能和降低血壓。此外，精氨酸對免疫系統具有重要影響。研究發現，精氨酸能增進細胞的能量產出，並且能促進我們免疫系統細胞的功能，特別是 T 細胞的增殖和活化，增強免疫反應。此外，精氨酸還能夠提高巨噬細胞的吞噬能力，增強抗感染能力。

精氨酸在創傷修復過程中發揮重要作用。研究表明，補充精氨酸可以促進膠原蛋白的合成，加速傷口癒合。此外，精氨酸還能夠提高血流量，改善受損組織的營養供應，從而促進創傷修復。

配合一氧化氮水平的提升，能改善通往人體遠端的血流量和氧供應，從而提高運動耐力和力量。此外，精氨酸還能夠減少運動後的肌肉損傷和疲勞，促進恢復。

總括而言，精氨酸作為一種重要的半必需氨基酸，具有多種生理功能，包括促進一氧化氮合成、增強免疫功能、加速創傷修復和提高運動表現等。比起亞精氨不同，精氨酸能應對身體多種細胞，除了肌肉運動細胞之外還能對我們的免疫系統有重要的助益，還能鬆弛血管，讓帶着保健品的血液可以更多更快地供給身體不同的器官和細胞，因此也是一種很好的輔助性保健品，特別是結合降血壓用的保健品，如山楂、沙棘果油、毛蕊花等保健品，用來達至提神和降血壓的功效。

適合人士

1. **運動員和健身者：**提升運動表現和耐力，促進肌肉恢復。
2. **心血管健康需求者：**改善血液循環，降低高血壓風險。
3. **有傷口人士：**促進傷口癒合和組織修復。

注意事項

1. **注意顏色：**長期受日照或受潮，顏色會轉成微黃色，有機會分解成為其他氨基酸，失去效能。

宜
- 用於須應付高強度運動和工作人士。
- 用於有心臟問題人士，既能抗衰老亦能減血壓。

忌
- 與血壓藥同服，有機會令血壓過低。
- 長期大劑量服，會對腎臟構成壓力。

黃連素

Berberine

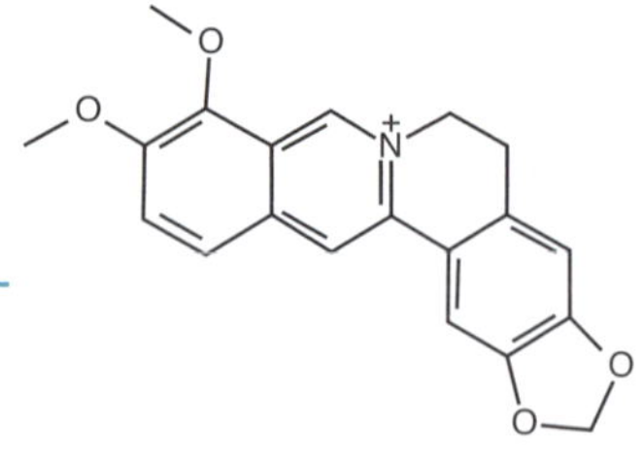

黃連素（Berberine）是一種從多種植物中提取的生物鹼，具有多種藥理作用和保健用途。它在傳統中醫藥中已有悠久的使用歷史，現代科學研究也證實了其多種健康益處。黃連素是一種異喹啉類生物鹼，最早從黃連中分離出來，後來在黃柏、三七等多種植物中也發現了黃連素。

功效

1. **增強細胞活力：**增強細胞能量產出及使用效率。
2. **抗菌作用：**具有廣譜抗菌活性，可對抗多種細菌、病毒和真菌。
3. **降血糖血脂：**有助於降低血糖水平、總膽固醇、低密度脂蛋白（LDL）和甘油三酯水平。
4. **抗癌潛力：**為免疫細胞提供能量，擊殺潛在異變細胞。

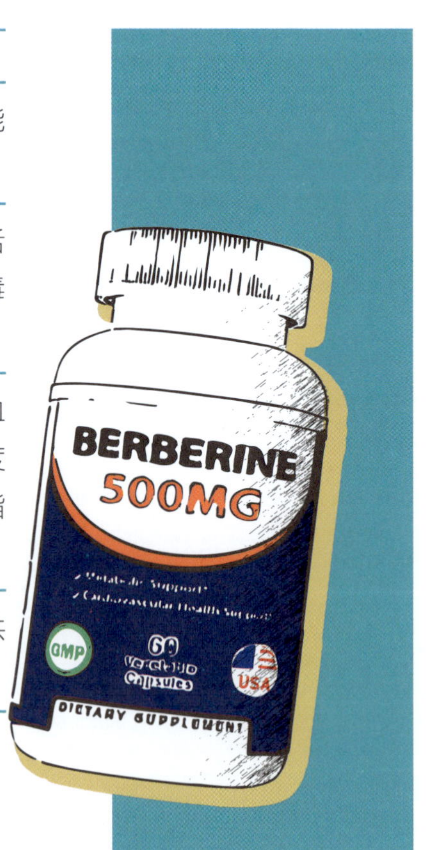

黃連在傳統中醫藥中被廣泛用於治療腸胃疾病、感染和炎症等。西方的科學家都有類似的研究報告，證實黃連素有抗病毒、抗感染和抗炎症等功能。正當大家都認為黃連素的功能僅止於此之時，西方科學家更進一步發現，黃連素也有一定的逆齡抗衰老功能。科學家發現，黃連素能啟動 AMPK，它是一種參與逆齡抗衰老的轉化酶，透過啟動它，能刺激一連串複雜的化學反應，讓身體減低炎症，促進細胞運作，來達至逆齡抗衰老的終極目標。

產出方法

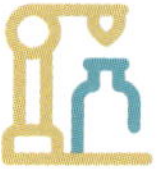

黃連素主要從植物中提取，如黃連、黃柏和三七等。提取過程通常包括植物材料的粉碎、溶劑提取、濃縮和純化等步驟。市面上絕大部分的黃連素都取材自天然，化學合成只佔極少數。合成的黃連素有一個比較大的問題，和其他保健品不同，合成黃連素的副產品中，容易產出有毒的化合物。購買時建議留意包裝資訊，選擇最適合自己的產品。

保健應用

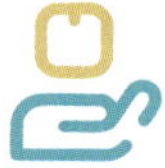

黃連素的逆齡抗衰老功能，只被發現了幾年，是相當新晉的逆齡抗衰老保健品。黃連素透過刺激 AMPK 轉化酶，刺激細胞能量的產出，讓怠惰的細胞重新全速投入運作，加快進行創傷後修復，或老舊細胞進行自動滅亡的程序，讓現存細胞可保持高效運作，令人活力大增。有一點需要各位用家留意，黃連素能促進細胞運作，但本身並未刺激細胞加速產出能量，因此單以服用黃連素來作逆齡抗衰老保健的話，首兩星期確會見到功效，可是之後細胞會因為能量產出不足而顯得後勁不繼，還會讓人加速疲倦，因此應結合增加能量產出的保健品，例如NMN、麥角硫因、亞精氨等保健品一併使用。

除逆齡抗衰老以外，黃連素比較知名的保健用途是有降血糖和降血脂作用。研究顯示，黃連素同樣透過激活 AMPK 信號通道，促進葡萄糖攝取和脂肪酸氧化，從而降低血糖和血脂水平。此外，黃連素還能夠改善胰島素阻抗，增強胰島素敏感性，即使胰島素產出不足，較少量的胰島素都能刺激胰島素受體進行血糖轉換工作，從而減低在血液循環中遊走的血糖數值。這是因為胰島素受體同樣都是細胞，當這些細胞懶惰時，就會對胰島素的刺激信號愛理不理，讓胰島素的功效大打折扣。

總括而言，黃連素作為一種重要的生物鹼，具有多種藥理作用，包括抗菌和抗病毒、抗炎、降血糖和降血脂、抗腫瘤和神經保護等。在眾多的保健成效中，逆齡抗衰老和降血糖血脂的保健成效最為人熟悉，但必須記得結合能量產出用的保健品來維持長久功效，否則保健成效很容易虎頭蛇尾，隨時間過去保健功效會下跌，這樣並非因為黃連素保健用途欠奉，而是用家不懂配搭的結果所致。

適合人士

1. **關注心臟血管健康人士：**基礎心血管保健。
2. **工作壓力大、有煙酒習慣、捱夜人士：**加倍護心。
3. **有定期運動習慣的人士：**進一步加強身體機能。

如何選擇及注意事項

1. **配方：**黃連素較少單獨使用，需配搭不同的促效劑以達至最佳效果。
2. **特定人群慎用：**孕婦、哺乳期婦女和體質寒涼的人士慎用。
3. **肝腎功能：**如有嚴重肝病腎病的人士需減劑量使用。

宜
- 與性質熱的保健品同服減輕寒涼效果。
- 於早上服用，讓身體更易接受。

忌
- 與多種寒涼性質的保健品或藥物同服，會引致腸胃不適。
- 長期大量服用，影響身體寒熱平衡。

第二章

抗炎 抗氧化

- 超氧化物歧化酶
- 穀胱甘肽
- 綠茶素
- 洋葱素
- 薑黃素
- 大蒜油
- 藍綠藻
- 山桑子

超氧化物歧化酶

Superoxide Dismutase

超氧化物歧化酶（Superoxide Dismutase，簡稱 SOD）是一種重要的抗氧化酶，能夠催化超氧化物自由基（O^{2-}）轉化為過氧化氫（H_2O_2）和氧氣（O_2），從而減少自由基對細胞的損傷。SOD 在生物體內廣泛存在，對維持細胞的氧化還原平衡和保護細胞免受氧化損傷具有重要作用。

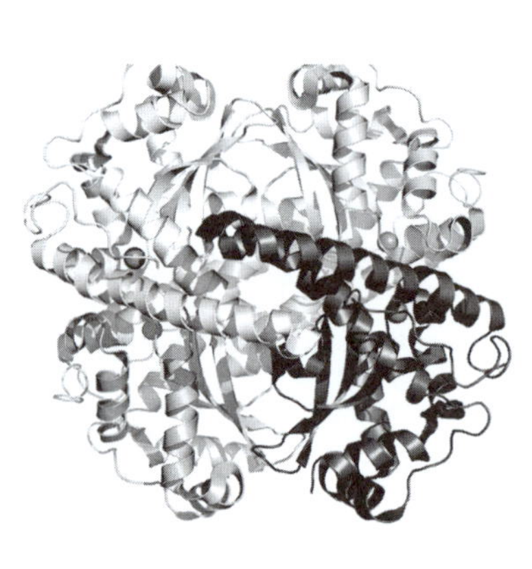

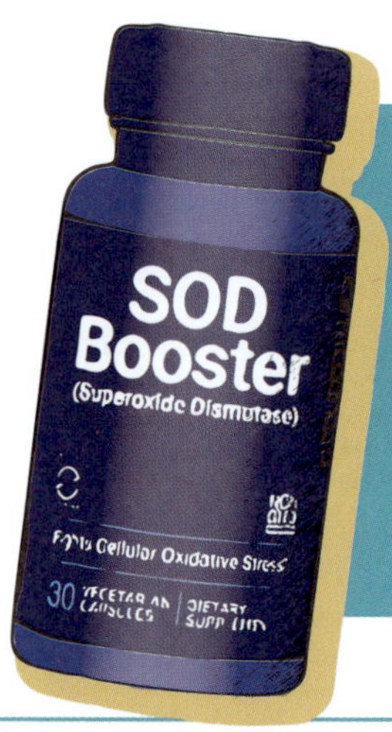

功效

1. **全身性抗氧化：**SOD 是一種強效抗氧化酶，能夠中和自由基，減少氧化壓力。
2. **全方位抗炎：**有助於減少體內的炎症反應。
3. **抗衰老：**通過減少細胞損傷，延緩衰老過程。
4. **保護皮膚：**有助於減少紫外線對皮膚的損害，改善皮膚質量。

抗氧化的主要目標，是針對在身體遊離的自由基，當身體接觸到外來污染物，如空氣中的微塵和化學物、食物當中的色素或添加劑，乃至是侵入我們身體的病毒、細菌及微生物等釋出的生物及化學毒素，都會在我們身體產生氧化反應。抗氧化劑就是針對這些會在身體產生氧化反應的化合物，把他們分解或轉化成為無毒無害的物質，減低他們對身體細胞和組織的影響。

SOD 最早於 1969 年被發現，當時已經被認為是生物體內重要的抗氧化防禦系統之一。和一般的抗氧化保健品不同，SOD 具有酶的特性，能夠在進行抗氧化工程之後保持自身不變，然後不斷地進行抗氧化工作，直至它自身壽命完結為止；而一般抗氧化保健品會犧牲自己來達成抗氧化工作。研究顯示 SOD 抗氧化效能可達一般抗氧化保健品的一百萬倍，因此 SOD 也有「百萬抗氧化之王」的美譽。

產出方法

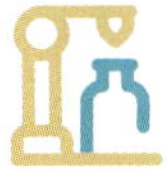

SOD 可以通過多種方法獲得，包括天然提取、微生物發酵和基因工程等。SOD 可以從動、植物中提取，如牛肝、菠菜、小麥胚芽、水果等。這是唯一獲取 SOD 的天然來源，對熱烈追求天然成分的用家來説，來自植物萃取的 SOD 是唯一選擇。微生物發酵是另一種獲得 SOD 的方法，通過培養含有 SOD 基因的微生物（如大腸桿菌、酵母菌），可以大量生產 SOD。

基因工程技術可以用於生產高純度的 SOD。通過基因重組技術，將 SOD 基因插入到宿主細胞（如大腸桿菌、酵母菌）中，然後通過發酵和純化過程獲得 SOD。這種方法的優點是產量高、純度高，但需要較高的技術和設備支持。市面上發售的 SOD 大部分都是由基因工程得出，因為廠房和技術的要求較高，因此在市面上流通的 SOD 品牌並不多，在欠缺競爭的情況底下一般 SOD 的售價偏高，各位用家選購時需要平衡性價比和自身的保健配搭。

保健應用

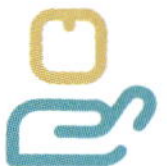

研究表明，SOD 能夠有效減少氧化應激，保護細胞免受氧化損傷，從而延緩衰老和預防多種疾病。SOD 一般跟隨血液全身遊走，並不會選擇性地依附在某一些器官和組織上，因此它的抗氧化和抗發炎功能是全身性的，較適合作全方位保健用途；或配合某些需高強度抗氧化才能達成的保健目標，例如肝腎修護，或提升腦部活性等保健。

SOD 也具有顯著的抗炎作用。研究發現，SOD 能夠抑制多種炎症介質（如 TNF-α、IL-6）的釋放，減少炎症反應。此外，SOD 還能夠抑制 NF-κB 信號通路，從而減少炎症基因的表達。

SOD 也對神經系統具有保護作用，這全賴 SOD 優秀的抗氧化功能。當個體大量使用神經傳導，例如高強度的集中思考，又或長期病患如壓力和痛症等，神經的氧化受損將會相當嚴重。SOD 能夠減少神經炎症和氧化應激，保護神經細胞免受損傷。此外，SOD 還能夠改善神經功能，減少神經退化性疾病（如腦退化症、阿茲海默症、帕金遜病）的發病風險。

SOD 作為一種重要的抗氧化酶，具有多種生物化學作用，包括抗氧化、抗炎、神經保護、抗腫瘤和心血管保護等。現存針對 SOD 的科研，只建議針對逆齡抗衰老、消炎和止痛作配合，和其他保健品之間的配合並未有太多描述。未來，隨着對其生物學特性和作用機制的進一步了解，SOD 有望在更多的健康領域發揮重要作用，為人類健康帶來更多的益處。

適合人士

1. **經常暴露在污染環境中的人：**如城市居民、工業區工作者。
2. **經常面對壓力人士：**如高壓工作者、學生。
3. **有皮膚問題人士：**如皮膚炎症、過敏或老化跡象的人。

注意事項

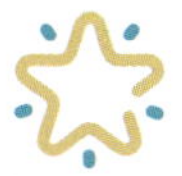

1. **產品來源：**選擇來自天然水果提取的化合物。
2. **配方：**配合其他專科產品，如抗衰老、消炎止痛等效果更佳。
3. **儲存條件：**避免高溫、日曬、潮濕環境。

宜
- 配合人參皂苷服用以獲得最強保健成效。
- 早晚各一次服用以全效維持身體抗氧化功能。

忌
- 與強酸鹼保健品或食品同服。

穀胱甘肽

Glutathione

穀胱甘肽（Glutathione，簡稱 GSH）是一種由三種氨基酸（谷氨酸、半胱氨酸和甘氨酸）組成的小分子肽。它在抗氧化、防禦自由基損傷、解毒和免疫系統功能方面，擔當着非常重要的角色。

功效

1. **強效抗氧化：**穀胱甘肽是體內最重要的抗氧化劑之一，能夠中和自由基，保護細胞免受氧化損傷。
2. **解毒作用：**有助於肝臟解毒，排除體內有害物質。
3. **美白皮膚：**有助於抑制黑色素生成，改善膚色，達到美白效果。
4. **保護細胞：**保護細胞免受環境毒素和重金屬的損害。

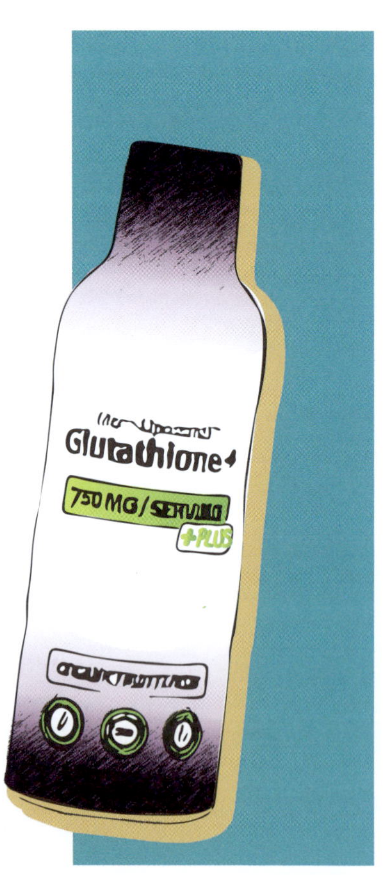

穀胱甘肽最早於 1921 年被發現，它廣泛存在於動物細胞中，特別是在肝臟中濃度最高。穀胱甘肽在細胞內主要以還原態（GSH）存在，並且能夠轉化為氧化態（GSSG），這種轉化過程對於細胞的抗氧化能力至關重要。當肝臟有氧化物存在，GSH 會把它吸收然後轉變成氧化態，然後會經過一連串的化學反應再設轉變成還原態，就這樣不斷執行氧化與還原的工作，用肝臟這個經常受毒素和氧化物侵擾的內臟，能得以保持順利運作。

產出方法

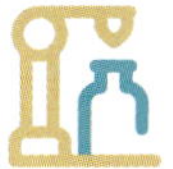

穀胱甘肽可以通過多種方法獲得，可是暫時沒有一種是天然提取的方法，因為穀胱甘肽本身就不穩定，難以在動物體內完整地抽取出來，工序較多，涉及的技術也較高，因此在市面上見到的穀胱甘肽保健品，一般售價都偏高，但基於其優良的抗氧化技能，還特別着重肝臟的保健，因此在保健科學中，有着不可取代的地位。現時穀胱甘肽最多是利用生物發酵發來生成，利用微生物（如酵母或細菌）進行發酵生產穀胱甘肽。這種方法具有成本低、產量高的優點，令穀胱甘肽能夠大量生產，讓各位用家的保健配搭更多姿多彩。

保健應用

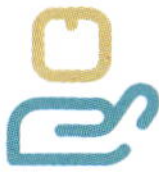

大量研究顯示穀胱甘肽在多種生理和病理過程中起着關鍵作用。除了上述所提及的抗氧化機制外，穀胱甘肽也涉及肝臟的解毒作用，它能夠與多種毒素（如重金屬）、藥物代謝產物等結合，形成可溶性複合物，經血流前往腎臟，促進毒素排出體外，也免卻了肝臟過勞工作。

此外，穀胱甘肽對於維持免疫系統的正常功能至關重要，能夠促進 T 細胞和 B 細胞的增殖和功能，配合肝臟除毒和辨別毒素的功能，能搶先在病毒和細菌影響身體健康之前，將病毒和細菌擊倒。

除了以上的用途，穀胱甘肽的美容美白功效亦相當著名。口服穀胱甘肽會有相當份量進入我們的血液循環中，跟隨血液到我們的皮膚，在皮膚上抑制黑色素生成，也能夠在皮膚上執行抗氧化工作，能夠令皮膚美白之餘，也可以預防皮膚受環境和紫外線的傷害。再加上穀胱甘肽本來就有益於肝臟，肝臟功能提升能消除身體內遊走的毒素，進一步改善皮膚的健康狀態，令穀胱甘肽於保健界的熱度一直高居不下。

總括而言，穀胱甘肽是一種多功能的生物分子，具有廣泛的生理功能和潛在的醫療應用。所謂肝好萬病好，作為肝臟保健不可或缺的保健品之一，以及最優秀的抗氧化保健品之一，很多保健配搭都會加入穀胱甘肽，讓它成為其中一種王牌保健品。

適合人士

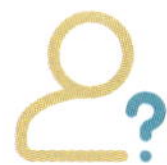

1. **需要抗氧化保護的人：**如經常暴露在污染環境中的人、吸煙者。
2. **肝功能失調人士：**如有肝病或經常飲酒的人士。
3. **皮膚問題人士：**如有色斑、膚色不均或希望美白的人。
4. **經常面對壓力的人。**

注意事項

1. **吸收率：**建議選擇具有高生物利用度的產品，如還原型穀胱甘肽（Reduced Glutathione, GSH）。
2. **配方：**配合其他專科產品成效更佳，如乙酰半胱氨酸（NAC）或 SOD。

宜
- 配合 NAC 以增強肝保健效益。
- 於晚上服用以獲得較佳的美白功效。

忌
- 服用後接受高強度日照。
- 服用高劑量脂體化穀胱甘肽。

綠茶素

Green Tea Extract

綠茶素（Green Tea Extract，簡稱 GTE）是從綠茶葉中提取的一種濃縮物，當中富含多種生物活性化合物，特別是多酚類物質，如兒茶素（Catechins）。其中，表沒食子兒茶素沒食子酸酯（Epigallocatechin gallate，EGCG）是最主要的活性成分，具有多種健康益處。一般綠茶素內含約 45% EGCG，也有保健品把 EGCG 分離出來，以減低綠茶素其他的成分為身體帶來的影響，例如綠茶粉的寒涼效果。但其實這種寒涼效果有時也有其必要，例如可用於平衡人參、薑黃或瑪卡等的乾熱效果，讓寒熱達至平衡，也讓保健配搭能夠更多元化。

功效

1. **抗氧化：**綠茶素含有豐富的兒茶素，特別是 EGCG，具有強效抗氧化作用。
2. **抗炎：**有助於減少體內的炎症反應。
3. **抗癌：**研究顯示綠茶素能夠抑制癌細胞的生長。
4. **減肥：**能綁縛油脂和膽固醇，加快排離身體。

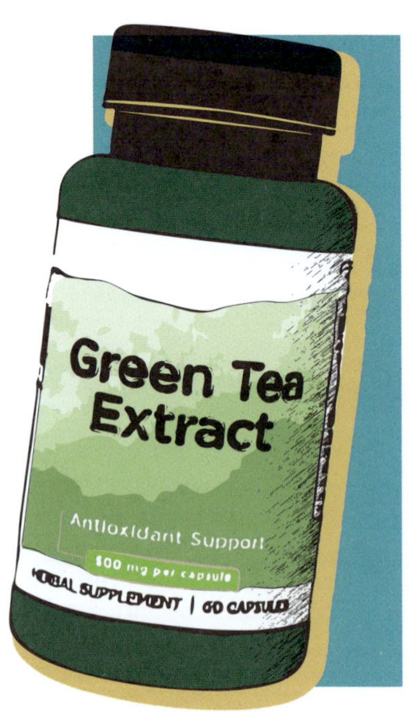

綠茶在亞洲，特別是中國和日本，有着悠久的飲用歷史，並且被認為具有多種健康益處。現代科學研究證實了綠茶中的多酚類物質具有抗氧化、抗炎、抗癌等多種生物活性。綠茶素作為綠茶的濃縮形式，能夠提供更高濃度的活性成分，因此在保健品和醫藥領域受到廣泛關注。

產出方法

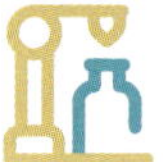

綠茶素的提取主要包括幾個重要步驟，從原料選擇、保健化合物的萃取、濃縮純化到最後乾燥成品，每一個步驟都對保健品的功效有着至關重要的影響。在眾多個步驟當中，萃取和濃縮最容易出錯，有機會令到保健品變質。這是因為綠茶素或兒茶素具有抗氧化的功效，當萃取或研磨時造成高溫，保健品就會滲入了環境中的氧氣而被氧化。用家需留意廠商所介紹的萃取方法，如果是涉及高溫研磨的話，就要注意它的功效有機會被削弱。

保健應用

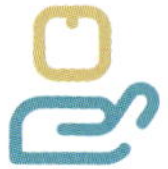

大量研究顯示，綠茶素具有多種生物活性和健康益處，能夠配搭不同的保健品達成各種專科效益，加上它和近乎所有的保健品都有非常好的融合性，讓保健配搭更加百搭，更能切合不同人士的需要。

綠茶素中的兒茶素，特別是 EGCG，具有強大的抗氧化能力，能夠中和自由基，減少氧化應激對細胞的損傷。此外綠茶素能夠抑制多種炎症介質的生成，減少炎症反應，對於慢性炎症疾病（如關節炎、炎症性腸病）有輔助治療作用。這裏不得不提的是針對濕疹這種皮膚炎的處理。基於濕疹有分乾性和潮性，而綠茶素剛好是乾性的粉劑保健品，能非常適合應對潮性的濕疹，幫助因潮濕而引起的過敏和皮膚發炎，帶來消炎的功用。

綠茶素還被發現有抑制癌細胞增生和轉移的功能，能誘導癌細胞凋亡，對多種癌症（如乳腺癌、前列腺癌、肺癌）有預防和輔助治療的作用。不過綠茶素對癌症的幫助不算明顯，保健學界一般利用綠茶素以應對化療和電療造成的身體傷害，包括全身性的抗炎抗氧化，減輕肝腎處理化療的藥物後遺症和代謝毒素，盡可能維持肝腎健康，應對高強度的治療方案。

綠茶素另一個為都市人歡迎的保健功效，就是它有着減肥的成效。綠茶素能促進脂肪代謝，並在腸胃內與油脂結合，形成一個體積較大的結構，減慢油脂經過小腸和大腸進入血液循環中，並增加油脂排出體外的效能。保健學界稱之為控油解脂功能，因此能調節體重，減低血脂和膽固醇的比例。事實上綠茶亦常應用於食療當中，我們見到很多民間智慧，在食用油膩食物之後會喝綠茶來控油解脂，這其實是透過綠茶素來達成的。

總而言之，綠茶素是一種多功能的天然保健品，適合加進不同的專科保健配搭當中，達至控制體重、幫助皮膚抗炎、全身整體抗氧化等功效，實為非常百搭的保健品之一，記得留意它的寒涼屬性，配搭時要記得寒熱平衡。

適合人士

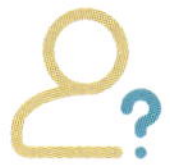

1. **身體廣受氧化人士：**如經常暴露在污染環境中的人、吸煙者。
2. **希望減肥人士：**需要控制體重或減少體脂的人。
3. **經常面對壓力的人：**如高壓工作者、輪班工作人士。
4. **濕疹患者：**可增強皮膚抗炎能力，吸水抗潮。

注意事項

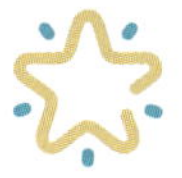

1. **成分：**應選含有高濃度 EGCG 產品。
2. **配方：**可配合多種抗炎產品，達至定位抗炎功效。
3. **副作用：**本質寒涼，可配合熱性保健品如薑黃素使用。
4. **咖啡因含量：**部分綠茶素產品可能含有咖啡因，對咖啡因敏感的人應該選擇去咖啡因的產品。

宜
- 配合薑黃素服用，調和寒熱平衡。
- 讓孩童服用之保健品。

忌
- 與寒涼保健品同服。
- 拆膠囊沖熱水服，會減低保健成效。

洋葱素

Quercetin

洋葱素（Quercetin）亦稱槲皮素，是一種廣泛存在於植物中的黃酮類化合物，具有強大的抗氧化、抗炎、抗病毒和抗癌等多種生物活性。洋葱素在多種水果、蔬菜和植物中都有發現，特別是在洋葱、蘋果、葡萄、柑橘類水果和綠茶中含量較高。

功效

1. **抗氧化：** 槲皮素是一種強效抗氧化劑，能夠中和自由基，主要作用區域為上呼吸道及肺部。

2. **抗炎作用：** 有助於減少體內的炎症反應，有效幫助上呼吸道和肺部疾病。

3. **抗過敏：** 減少過敏反應，緩解過敏症狀，如花粉症、過敏性鼻炎等。

4. **抗病毒：** 抑制上呼吸道病毒的活性，減少病毒感染風險。

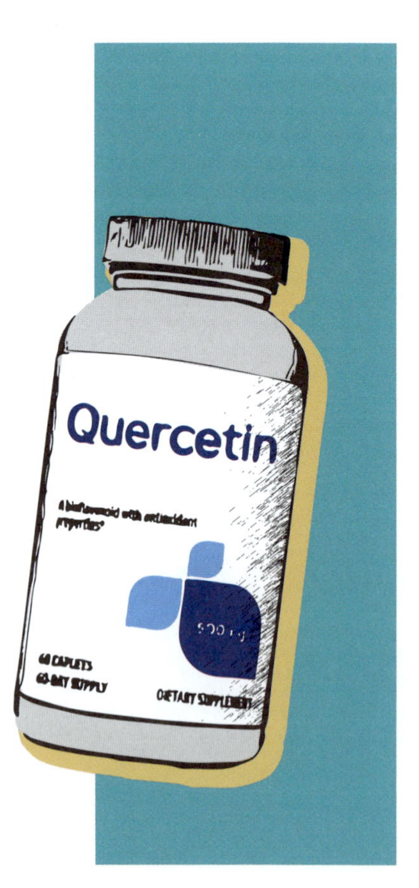

洋葱素作為一種天然的植物化合物，早在 20 世紀初就被分離和鑑定。由於其多種潛在的健康益處，洋葱素在營養學和醫學研究中受到了廣泛關注。現代科學研究證實了洋葱素的多種生物活性，使其在保健品和醫藥領域得到了廣泛應用。

產出方法

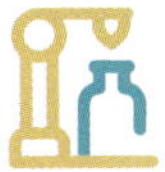

洋葱素的提取方法其實非常簡單，因為洋葱素普遍存在於水果的外皮，因此只要把水果的外皮剝落，烘乾和磨粉，再把當中的洋葱素抽出，就成了我們現在用的保健品了。至於保健品的成效和劑量，往往取決於濃縮這個步驟。大約 500 個洋葱的外皮才含有一般劑量 500 毫升的洋葱素，500 個洋葱的外皮其實非常多，絕不可能把它們全都烘乾磨粉再製成膠囊，因此濃縮這個步驟就變得很重要了。

保健應用

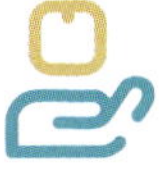

目前已經有非常多的臨床研究針對洋葱素的功效作出證明，最為人熟悉的就是抗氧化、抗炎和抗病毒的功效。和其他於本章介紹的抗炎抗氧化保健品不同，洋葱素的功效集中於呼吸道，由鼻腔到肺部都是洋葱素發揮功效的主要區域。洋葱素能有效應對呼吸道的多種炎症和敏感情況，包括鼻敏感、上呼吸道感染、氣管敏感收縮甚至肺炎。它也有良好的抗氧化作用，須知道我們的呼吸道每一天都有大量空氣進出，當中經過的氧氣每為整條呼吸道帶來不同程度的氧化和創傷，空氣中的污染物和懸浮粒子也會引起不同程度的敏感，因此很多人透過服用洋葱素來限制這些敏感症狀和氧化反應，還能減輕長期鼻敏感帶來的睡眠問題。

另一個洋葱素獨有的保健優勢，是它的抗病毒作用。洋葱本來就帶有天然的刺激性，有抗細菌、抗病毒和抗真菌的功效，這是基於它的黃體酮類化合物的刺激性。洋葱素具有天然抗病毒活性，能夠抑制多種病毒（如流感病毒、冠狀病毒）的複製和傳播，特別針對潛藏於上呼吸道的病毒尤其有用處，因此可用來輔助西藥治療，甚或用來預防上呼吸道感染和肺炎都很有功效。保健學界一般建議吸煙者或長期於污染空氣中工作的人，例如是堆填區工作人員或建築工人，長期服用洋葱素以保障呼吸道免受感染，能減輕肺部長期發炎，同時減輕因長期發炎，需要修服而造成的基因突變所衍生的致癌機會。

總括而言，洋葱素是一種多功能的天然化合物，具有廣泛的生物活性和健康益處。如果你很注重預防上呼吸道感染，或屬於高危患者，例如是吸煙者或患有慢性阻塞性肺病者，多服用洋葱素，或把洋葱素加進你的保健餐單內，配合其他保健品以發揮全方位保健效益，可達至更優良的抗病防病功效。

適合人士

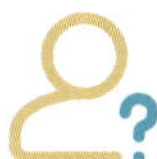

1. **肺氣管疾病人士：** 因其抗炎、抗敏、抗病毒的特性，肺氣管疾病人士服用效果優異。
2. **過敏人士：** 有效對抗花粉症、鼻敏感、氣管和支氣管敏感。

注意事項

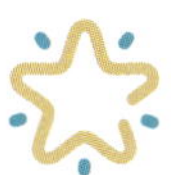

1. **配方：** 可添加其他專科產品以達到協同效益，如菠蘿蛋白酶 (Bromelain) 和沙雷肽酶 (Serrapeptase)。
2. **拆膠囊服用更佳：** 因作用區在咽喉，拆膠囊可直接接觸患區。

宜
- 拆膠囊直接吞服。
- 用於處理潮性濕疹。

忌
- 跟餐服用，減低吸收成效。
- 存放於潮濕環境。

薑黃素

Curcumin

薑黃素（Curcumin）是一種從薑黃根莖中提取的多酚化合物，是薑黃的主要活性成分，賦予薑黃其鮮艷的黃色。

功效

1. **強效抗炎作用：**有助於減少體內的炎症反應。
2. **抗氧化：**薑黃素是一種強效抗氧化劑，能夠中和自由基，減少氧化壓力。
3. **促進消化。**
4. **保護心血管：**有助於降低壞膽固醇水平，保護心血管健康。
5. **抗癌：**研究顯示薑黃素可能具有抗癌作用，能夠抑制癌細胞的生長和擴散，特別對應腸胃癌症。

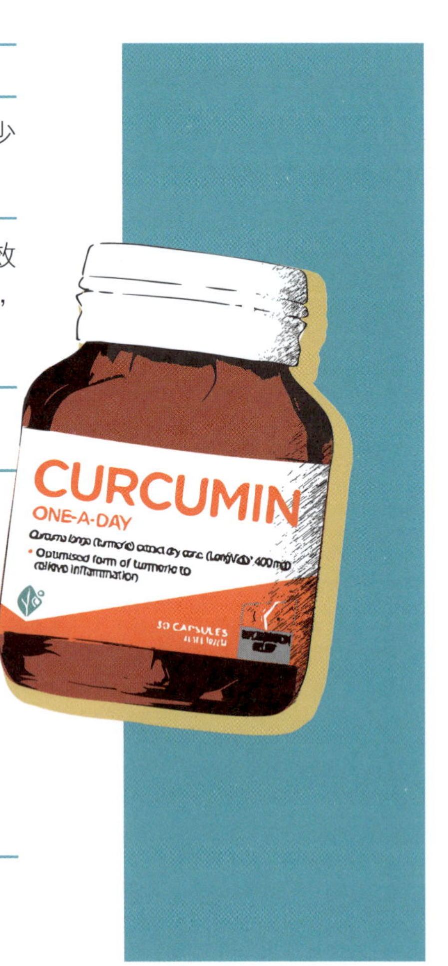

薑黃是一種多年生草本植物，主要生長在印度和東南亞地區。薑黃在這些地區有着悠久的使用歷史，特別是在印度的阿育吠陀醫學和傳統中醫中，薑黃被用作藥物和調味品已有數千年歷史。因為它經常被作為香料應用於煮食中，而印度及中東地區的人們在流行病學統計中患上皮膚病、皮膚癌和某些腸胃炎的比率比其他地區低得多，因此才發現薑黃素的保健效用。在此需要提醒一下用家，薑黃素 Curcumin 和薑黃粉 Turmeric 是不同的保健品，薑黃粉只有約 35% 薑黃素，如果初入門嘗試保健的朋友，大可選擇薑黃粉，以較低劑量開始你的保健之旅，身心都比較容易接受。

產出方法

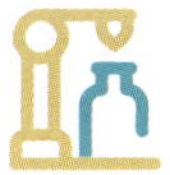

薑黃素的提取和其他天然乾粉類保健品一樣，先選擇高品質的薑黃根莖，清洗乾淨並乾燥，再將乾燥的薑黃根莖粉碎成細粉，之後使用乙醇、丙酮或其他有機溶劑進行提取，這一步驟可以在不同溫度和時間條件下進行，以將提取效率最大化。將提取液過濾以去除固體雜質，然後濃縮提取液，再進一步純化提取物，通常使用柱層析技術，最後將純化後的提取物乾燥，通常使用噴霧乾燥或冷凍乾燥技術。

保健應用

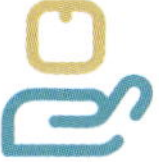

過往 20 年都有大量研究顯示，薑黃素針對皮膚和腸胃消化道，都有很強的抗炎功能，可說是這章抗炎系列中最好的抗氧化品，還能針對過份生長的異細胞有鼓勵自滅的功能，在各類調控病情的保健配搭中有着不可取代的席位。首先薑黃素具有強大的抗氧化能力，可以中和

自由基，減少氧化應激，加上薑黃素能夠抑制多種炎症介質如白介素的釋放，從而減少炎症反應。研究顯示薑黃素很有效應對筋肌脹痛，當炎症減退，帶給周圍神經線的壓力就能減少，因此能夠有效減輕肌肉痛症。另外，因薑黃素本身有些刺激作用，當薑黃素直接接觸到腸胃的變異細胞，變異細胞的本質會大量攝取血液和營養素，這樣變異細胞就會吸入了很多薑黃素，變成局部薑黃素攝取超標，刺激變異細胞並且誘導自滅。另外薑黃素是一種脂溶性的保健品，針對油份比較多的器官和細胞，例如皮膚和內臟，薑黃素的潛藏百分比很高，並且不容易跟隨血液流往其他地方，也不容易變成尿液排離開身體，因此薑黃素的效用比較持久有效。因為有這個特質，薑黃素很多時候用來應對潮性濕疹，它能大量累積於皮下脂肪，作定點皮膚消炎和吸水的功用，因此可以有效應對因皮膚過濕而引起的敏感和濕疹症狀，是處理潮性濕疹的一種必須產品。

由以上討論可見，薑黃素能有效應對炎症、皮膚濕疹敏感和筋骨關節肌肉痛楚，同時抗氧化和抗異細胞的功效都十分顯著。不過薑黃素作為一種百搭的基礎產品，也應該加上其他專科產品以達至更佳的功效，例如配合乳香消炎止痛，配合刺蕁麻來處理敏感症狀，還可以配合榆樹皮來處理腸胃不適等症狀。

適合人士

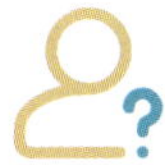

1. **關節問題人士：**如有關節炎或關節疼痛的人，應配合乳香和沒藥來使用。
2. **需要抗氧化保護的人：**如室外工作人士、吸煙或酗酒者。
3. **免疫力較差的人士：**如經常感冒或易受感染的人。
4. **有消化問題人士：**如有消化不良或腸胃不適的人。
5. **患有濕疹（潮性）的人士：**可強效吸水抗炎。

注意事項

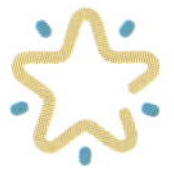

1. **產品性質：**要留意薑黃素和薑黃粉是完全不同的產品，薑黃粉只有約 35% 薑黃素。
2. **吸收率：**和食物一同進食或在食物中加入黑胡椒，提高薑黃素的吸收率。
3. **配方：**和其他專科產品一同使用更有助益，如骨關節保健、皮膚保健和抗敏保健。

宜
- 配合綠茶素服用，調和寒熱平衡。
- 用於處理潮性濕疹。

忌
- 與人參皂苷或瑪卡同服。
- 存放於潮濕環境。

大蒜油

Garlic Oil

大蒜油是從大蒜中提取的精油，富含多種生物活性化合物，特別是硫化物，如二烯丙基二硫（Diallyl disulfide, DADS）和二烯丙基三硫（Diallyl trisulfide, DATS）。大蒜油保健用途非常廣泛，能配合多種不同的保健品達至廣泛的健康需要。

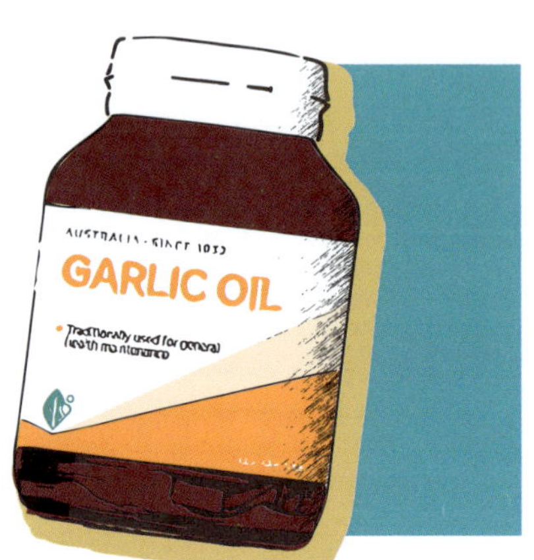

功效

1. **抗菌、抗病毒、抗真菌、抗寄生蟲：**大蒜油具有強效的抗微生物特性，有助於抵抗感染。

2. **抗氧化：**含有多種抗氧化成分，因親油性更易於依附細胞和內臟組織。

3. **抗炎作用：**有助於減少體內的炎症反應，特別是脂肪及周邊組織，對濕疹特別有幫助。

4. **心血管保護：**有助於降低壞膽固醇和總膽固醇水平，並提升好膽固醇，也有潤滑血管功能。

5. **降血壓：**有助於擴張血管，降低血壓。

6. **抗癌：**研究顯示對消化道癌症有對抗作用。

自古以來，大蒜是一種常見的調味品和藥用植物，並已有數千年的使用歷史。古埃及、希臘和羅馬等古文明都記載了大蒜的醫療用途。大蒜油作為大蒜的濃縮形式，保留了大蒜的主要活性成分，並且更易於使用和保存。各位用家需要留意，大蒜粉、大蒜素和大蒜油是三種不同的保健品，當中以大蒜油的保健價值和用途最高。一般而言大蒜粉是用來作保健入門，能提供基礎的腸胃抗菌與消炎功效；大蒜素作為大蒜粉的提取物，其保健成分濃度比較高，能殺滅和預防一些比較難處理的細菌和病毒，包括幽門螺旋菌、諾如病毒等，以預防和協助處理屙嘔肚痛等消化道症狀。而大蒜油作為大蒜的精煉濃縮提取物，除了以上的保健功效外，它還能穿過腸道壁進入到身體血液循環中，帶來全身性消炎殺菌的功能。

產出方法

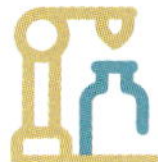

大蒜油的提取需先將大蒜去皮並且研磨成細小顆粒，再用水蒸氣蒸餾法提取大蒜油，這種方法能夠有效地提取大蒜中的揮發性成分。蒸餾過程中，揮發性成分隨着蒸汽上升，經冷凝後分離出大蒜油，最後純化提取物，去除雜質，得到高純度的大蒜油。在這個提純過程當中見到，原材料的優劣對大蒜油的產出至關重要，加上再純化過程中保健廠商一般會將大蒜油濃縮，最後成為一顆細小凝膠，但內裏收藏的是 50 至 100 倍濃縮的大蒜油，因此有很多人誤會大蒜油需要每天食很多粒，其實是不需要的。不過也因大蒜油又是天然食物濃縮素，只要用得其所就不用怕會對身體帶來負面影響了。

保健應用

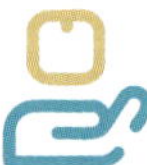

大量研究證實，大蒜油具有抗菌和抗病毒特性，大蒜油中的硫化物具有廣譜抗菌和抗病毒活性，能夠抑制多種病原微生物的生長。另有一些基礎研究顯示，大蒜油對生長於腸胃的寄生蟲也很有效果，當寄生蟲吸收了大蒜油，因大蒜油濃縮比例很高，會形成一層油膜包裹着寄生蟲的吸收細胞管道，阻止了寄生蟲從腸胃吸收營養，一段時間後寄生蟲就會因營養不良而餓死。這個作用機制和一些滅蟲藥一樣，大蒜油可為天然的抗寄生蟲保健品。

大蒜油也具有相當優秀的抗氧化能力，可以中和自由基，減少氧化應激反應。因為大蒜油是脂溶性保健品，它能夠順利進入皮下脂肪和內臟裏，定點地執行抗氧化的功能，讓抗氧化功能持久有效。症狀處理方面，大蒜油常被用來處理皮膚症狀，包括乾性濕疹和皮膚真菌感染，例如香港腳等等。因為大蒜油的油性特質，到達皮膚皮下脂肪時會大量被儲存，然後透過滲透作用慢慢遊走上表皮，在表皮上作定點消炎。另外它亦會包裹着外皮，令皮膚內的水分難以散失於空氣中，因此達成控油鎖水的功能，改善乾性濕疹症狀。

隨着更多人喜歡天然產品，大蒜油針對皮膚抗炎和抗菌的功能得到廣泛關注，可是因為大蒜的味道會令不少人卻步，現時科技傾向於製作無臭大蒜，但科技暫時還未算成熟，喜歡使用大蒜油來處理身體症狀的朋友或還需要忍受一下了。

適合人士

1. **免疫力低下的人：**適合常患感染者。
2. **心血管關注者：**有心血管疾病風險或希望保護心血管健康的人。
3. **高血壓患者：**因血管硬化而患高血壓的人。
4. **濕疹（乾性）患者：**能為皮膚鎖水保護，強效消炎。

注意事項

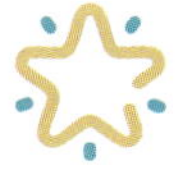

1. **劑量控制：**別因藥丸尺寸細小而過量服用，因多為濃縮配方，請按建議服用。
2. **與藥物相互作用：**大蒜油可能會與某些藥物有相互作用，如抗凝血藥物、抗高血壓藥物等。
3. **氣味問題：**大蒜油可能有強烈的氣味，可選擇無味產品，但如咬碎服用氣味依舊存在。

宜
- 用於乾性濕疹。
- 用於處理感染問題。

忌
- 與抗凝血藥同服。
- 於睡前服用。

藍綠藻

Cyanobacteria

藍綠藻，學名為藍菌（Cyanobacteria），是一類能夠進行光合作用的原核生物。它們廣泛分佈於淡水、海水和土壤中。藍綠藻中最著名的種類包括螺旋藻（Spirulina）和小球藻（Chlorella）。

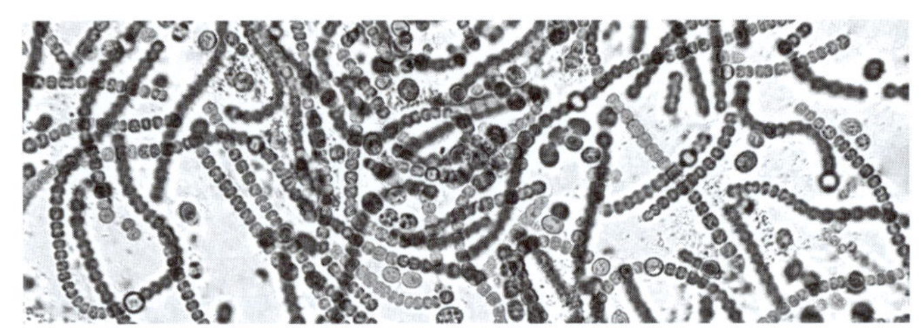

功效

1. **提升免疫力：**幫助抵抗感染和疾病。
2. **改善消化：**增強腸道健康。
3. **排毒：**有助於排除體內毒素，促進肝臟和腸胃健康。
4. **通便：**促進腸道健康，預防便秘。

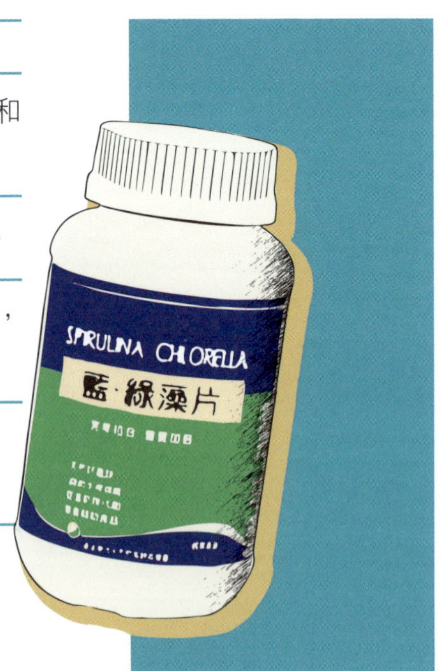

藍綠藻是地球上最古老的生物之一，已有超過 30 億年的歷史。它們在地球的早期演化中扮演了重要角色，通過光合作用釋放氧氣，改變了地球的大氣組成。藍綠藻因其豐富的營養成分和多種生物活性，已被廣泛應用於食品、保健品和藥品中。在保健科學中，藍綠藻扮演多種角色，包括作為優質纖維來源和幫助排便。它亦可以作為長度益生菌的食糧，即現時普遍稱為益生元（Prebiotics），滋養益生菌的生長。益生菌也參與清除腸胃污穢物的用途，再加上它和益生菌的有利互動，能夠抑制腸胃的炎症發生，守護腸胃健康。

產出方法

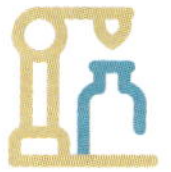

現時市面所售的藍綠藻大多為培植成品，透過營造有利的生長環境，確保藍綠藻原材料的質素，成本比野生的藍綠藻略高一點，但質素獲很大的保證。當培植藍綠藻長得夠大時，水產農夫會把它們收割，通過過濾或離心方法收集藍綠藻生物量，再將收集到的藍綠藻進行乾燥處理，最後進行純化，成為我們服用的藍綠藻保健品。

保健應用

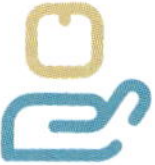

藍綠藻含有非常豐富的基礎營養，包括蛋白質、維他命（如維他命 B 雜和維他命 E）、礦物質（如鐵、鈣和鎂）和必需脂肪酸。除了讓人體吸收成為細胞基礎造成原材料外，也能讓體內益生菌進食，維持腸道微生物的平衡，連益生菌的排泄物，即現在保健科學清朝為後生元（Postbiotics）都變成對身體有益的元素，可減

少刺激腸道，減低腸道發炎，對長期並不斷反覆的腸道炎症有很好的功效，例如潰瘍性結腸炎（Ulcerative Colitis）甚至克隆氏症（Crohn's disease），服用藍綠藻都能有效應對。藍綠藻也有免疫調節功能，這是因為它能有效調節腸道微生物平衡，促進排便，減少污穢物和炎症因子在腸胃滯留，減少病菌和病毒穿越腸胃壁進入身體內部。長期服用能夠減低免疫過激反應，包括減輕自體免疫力失調的症狀，如牛皮癬、玫瑰痤瘡甚至紅斑狼瘡都有幫助。藍綠藻還有一個特殊特性，就是它可以把有毒物質如重金屬、致癌物質等，快速排離身體，減少身體有毒物質積聚，從根本改善體內化學環境，對減低全身性慢性發炎非常有幫助。

值得關注的是藍綠藻其實並未進入身體內部，它發揮功效的位置主要是在我們的腸胃當中，透過在腸道結合有害物質，阻擋它們進入身體內部構成廣泛性炎症。和本章節其他抗炎保健品不同的是，藍綠藻是以阻擋和預防為它的首要任務。藍綠藻可與薑黃素、綠茶素等產品結合，一方面阻隔毒素致敏原進入身體內部，另一方面能在體內進行廣泛性抗氧化和抗炎工作，兩者能好好配合，由內而外保障身體，減少炎症的侵害。

適合人士

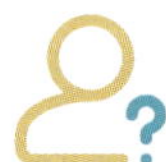

1. **有消化問題人士：**有消化不良或腸胃不適的人。
2. **易患上腸胃炎人士：**促進排便及腸胃健康，減少腸胃疾病。

注意事項

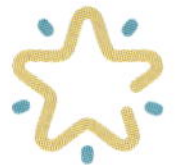

1. **產品來源：**應來源自無污染的水域。
2. **成分：**產品中含有高濃度的藍綠藻，不應混合小球藻（Chlorella）或葉綠素（Chlorophyll）。
3. **劑量控制：**由低劑量開始以免身體不適。

宜
- 配合肝保健以護養肝臟。
- 選用清潔海域為原產地的保健品。

忌
- 與益生菌或丁酸同服，影響腸胃微生態。
- 直接日曬。

山桑子

Bilberry

山桑子（Bilberry）是一種生長在歐洲和北美洲的野生漿果。它與藍莓（Blueberry）屬於同一科（杜鵑花科，Ericaceae），但在營養成分和健康益處上有一些不同。山桑子因其豐富的抗氧化劑和多種生物活性成分而受到廣泛關注。

功效

1. **抗氧化：** 富含花青素和其他抗氧化劑，有助於中和自由基，減少氧化，特別作用於眼睛和視神經。
2. **視力保護：** 改善夜視能力，減少眼睛疲勞，保護視網膜健康。
3. **改善血液循環：** 有助於增強微血管的健康，改善血液循環。

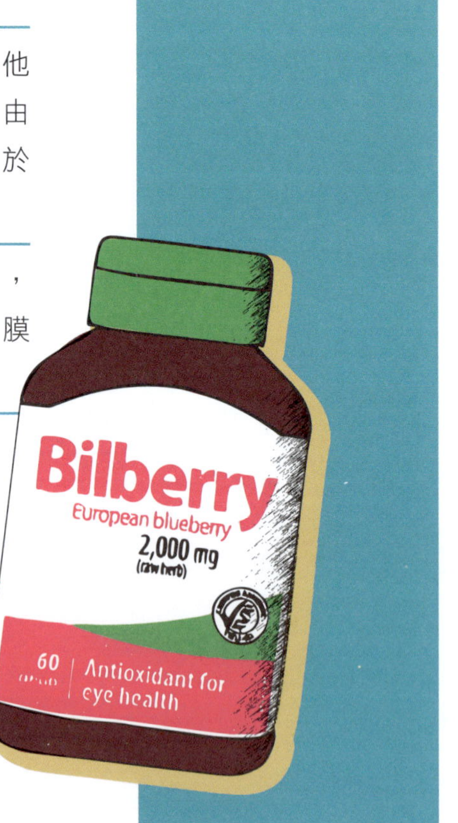

自古以來，山桑子就被用作食品和藥用植物。在歐洲，山桑子被用於針對多種疾病，包括腹瀉、壞血病和視力問題。現代研究表明，山桑子富含花青素（Anthocyanins），這是一種強效的抗氧化劑，對健康有多種益處，特別是針對眼部的抗炎功能，比其他抗炎活性有效成分都要好。山桑子屬於天然提煉的保健品，因此原材料是最主要影響它保健成效的因素。

產出方法

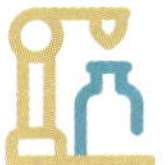

農夫先選擇成熟的新鮮山桑子，清洗乾淨。這裏會先進行第一次乾燥處理，這裏要留意的是有一些保健廠商只選擇用山桑子的果肉，有些則連皮處理，更有些只選用果皮部分。須知道花青素在果實外皮含量最多，因此如果廠商只選用果肉製成山桑子保健品，保健成效將會大打折扣。乾燥處理後，將山桑子粉碎成細小顆粒，以增加表面積，促進有效成分的釋放。之後用純水進行提取，得到山桑子中的活性成分，包括花青素、維他命和多酚，最後進行濃縮純化和磨粉處理，就成了我們現在服用的護眼抗炎保健品了。

保健應用

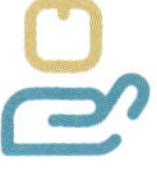

近 10 年針對山桑子的研究很多，主要提出在抗氧化和眼科保健方面，保健成效超卓。抗氧化方面，山桑子富含花青素和其他抗氧化劑，可以中和自由基，減少氧化反應，保護細胞免受損傷。於眾多抗氧化化合物當中，花青素的抗氧化功能可説是數一數二的，因此很多健康學者都提倡山桑子連果皮服用，獲得的健康效益更佳。花青素還有另外一個主要功能，就是有助於改善視力，特別是在低光環境下，令視力更鋭利，並能夠減少眼睛疲勞。山桑子還有其他活性化合物，其中多酚的功用不能忽視。它能夠抑制炎症介質的釋放，減少炎症反應。綜合以上的資料，我們很容易發現，山桑子能針對眼部，作抗炎和抗氧化的功能，以提升視力和預防潛在的眼部退化病變。

在保健配搭上，山桑子可説是眼科保健獨有的必需品，是眼科保健的中流砥柱。可是山桑子只負責抗炎的功能，而一般眼疾都會牽涉眼乾問題，這個問題山桑子未能有效處理。因此眼科保健一般會用到磷蝦油和魚油，來防止水分流失，也減少空氣中的氧氣直接接觸眼球而造成氧化反應，令山桑子的抗氧化和抗炎功能更加完全。

從以上資料所得，山桑子有多種健康益處，屬眼科保健的中流砥柱。可是眼科問題涉及的類型和範疇眾多，需要和其他保健品好好配搭，才能全方位保護眼睛。儘管如此，就山桑子在眼科的抗炎和抗氧化保健來説，它依然擁有無可取代的地位。

適合人士

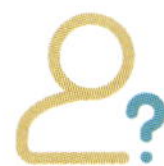

1. **需要視力保護人士：**如經常使用電子產品、眼睛疲勞的人。
2. **有眼睛健康需要人士：**如經常出入大沙塵地區，或從事容易污染眼睛工作人士。
3. **血液循環不良者：**如有靜脈曲張、手腳冰冷等血液循環問題的人。

注意事項

1. **產品來源：**應來自於無污染的環境和地區。
2. **純度和品質：**混合其他莓類或會影響保健成效，如野莓、巴西莓等。

宜
- 於晚間服用。

忌
- 服用後讓眼睛直視強光。
- 與鹼性食物同服。

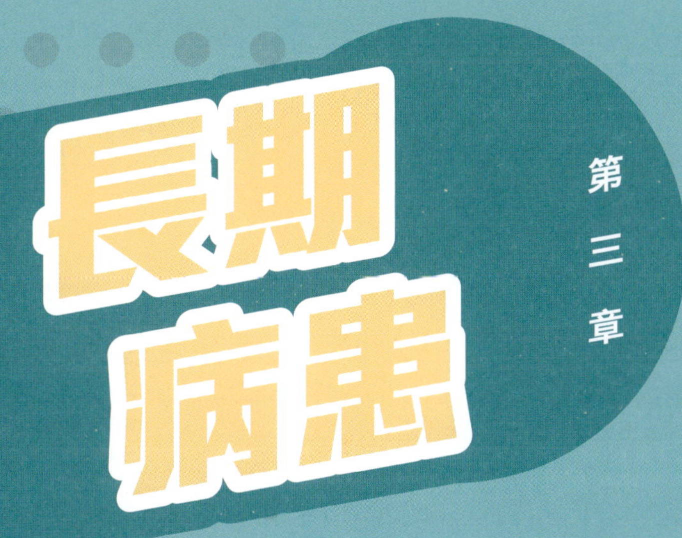

第三章 長期病患

- 山楂
- 瓜氨酸
- 沙棘果油
- 苦瓜素
- 硫辛酸
- 肉桂
- 吡咯喹啉醌
- 支鏈氨基酸

山楂

Hawthorn

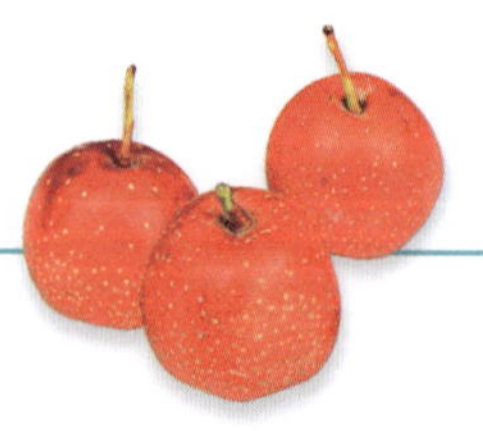

山楂（Hawthorn），是一種薔薇科（Rosaceae）的植物，廣泛分佈於歐洲、北美洲和亞洲。山楂的果實、葉子和花朵都具有藥用價值，歷史上被用於治療多種疾病，特別是心血管疾病。

功效

1. **促進消化：**含有豐富的有機酸和酶，有助於促進胃液分泌，增強消化功能。

2. **抗「三高」：**山楂中的黃酮類化合物和三萜類化合物有助於降低血脂，預防動脈硬化，也能擴張血管降低血壓。

3. **抗氧化：**山楂富含維他命 C 和多酚類物質，具有抗氧化作用，有助於延緩衰老。

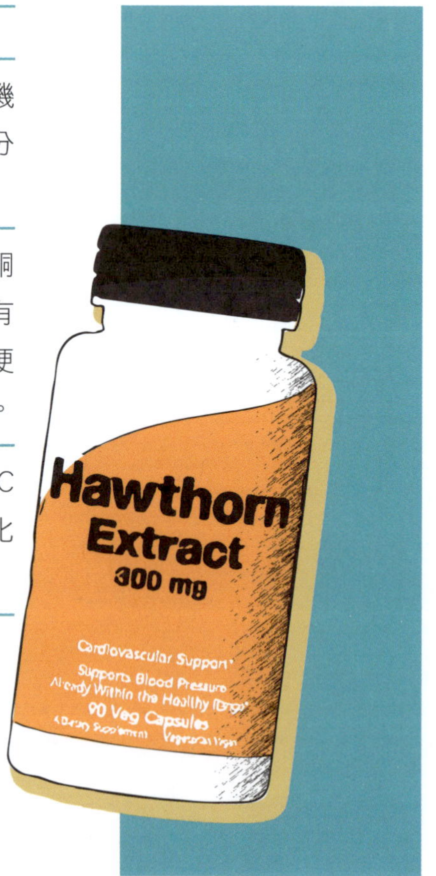

山楂自古以來就被用作藥用植物。在中國，山楂被用於中醫藥已有數千年的歷史，主要用於消化不良、心血管疾病和高血壓的治療。在歐洲，山楂也被用於治療心臟病和其他健康問題。現代研究表明，山楂富含多種生物活性成分，如黃酮類化合物、三萜類和多酚，這些成分對健康有多種益處。

產出方法

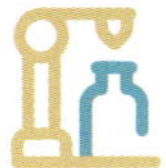

山楂是一種果實，因此保健原材料生成和其他果實類保健品相同，最重要的還是原材料。農夫會選擇成熟的山楂果實、葉子或花朵，清洗乾淨，為製作保健品作準備。雖然説葉子、花朵和果實都有機會用來製作山楂保健品，當中以山楂果實的保健價值最高，應對長期病患的效能和輔助治療的功能最好。把原材料乾燥、濃縮、純化和磨粉之後，就成了我們現在使用的保健品了。用家需要注意的是，一般山楂保健品是以原粒果實乾燥磨粉而呈現的，很少會有濃縮的山楂保健品出現。如發現你所使用的山楂保健品有濃縮比例，這比較大可能是廠商採用化學合成方法，把山楂的活性成分製作出來。雖説在功能上差別不大，但保健的取態講求天然養生，我們都建議盡量使用以山楂果實為原材料的保健品，而非實驗室合成的。

保健應用

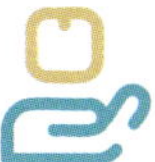

研究顯示，山楂的保健效益主要在於降血壓、抗炎抗氧化、降血脂和調整心情，以上多種保健效益都對降低血壓很有幫助，因此山楂一般被歸類為降「三高」保健品，當中再細分的話

就屬於降血壓保健品了。針對心血管健康方面，山楂中的黃酮類化合物和三萜類具有擴張血管、降低血壓和改善血液循環的作用。和其他植物類保健品相似，山楂也含有多酚和其他抗氧化劑，可以中和自由基，減少氧化應激，保護細胞免受損傷，也能夠抑制炎症介質的釋放，減少炎症反應。需要留意的是山楂屬於水溶性保健品，進入身體後會跟隨血液在血管中流動，能進入細胞層面的山楂並不多，因此它的消炎和抗氧化作用主要留在血管中，對血管發炎收縮和硬化特別有益處和功效。降血脂方面，山楂有助於降低低密度脂蛋白（LDL）膽固醇水平，即大家俗稱的「壞膽固醇」和甘油三酯，從而降低心血管疾病的風險；同時也能減少沉積在血管的膽固醇，防止血管收窄，因此對預防高血壓也有相當好的用處。山楂還有一種特殊用處，就是能促進消化健康。相信不少讀者小時候消化不好，大家的父母都會拿出山楂餅當飯後零食來服用，這就是山楂能促進消化的實務應用。山楂還有抗焦慮和抗抑鬱，有一些初期研究發現，山楂當中有一些活性成分（雖然那些研究還未能確實指出是哪些活性成分）可能具有鎮靜和抗焦慮作用，有助於改善情緒和心理健康。這樣都能有效解釋為甚麼山楂能持續長效地降血壓，因為緊張情緒會刺激起身體的壓力應激反應，導致腎上腺素提升，長久下去還會令皮質醇水平偏高，兩者都會令血壓大幅提高，因此保持平和的心境對降低血壓很有幫助。

由此可見，山楂透過集中於血管的抗炎抗氧化反應，再配合他的活性性分讓血管放鬆，還能減少血脂，預防沉積物堵塞血管，也有助讓我們心情放鬆。綜合這些健康優勢，可有望把我們過高的血壓適量降低，為降血壓保健配搭中不能或缺的一員。

適合人士

1. **消化不良者：**適合消化不良、食慾不振的人群。
2. **「三高」人士：**希望降血壓、血糖和壞膽固醇人士。
3. **心血管疾病患者：**適合有心血管疾病風險的人群。

注意事項

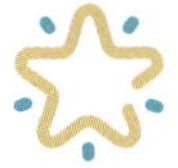

1. **避免過量食用：**山楂酸性較強，過量食用可能引起胃酸過多，建議適量食用。
2. **保存方法：**山楂保健品應保存在陰涼乾燥處，避免陽光直射。

宜
- 空肚服用。
- 服用後半小時須進食。

忌
- 胃酸過多者應避免食用，以免加重病情。
- 孕婦應慎食，山楂有活血化瘀作用，可能影響胎兒。

瓜氨酸

L-Citrulline

瓜氨酸（L-Citrulline）是一種非必需氨基酸，最早從西瓜和黃瓜中分離出來，因此得名。它在人體內扮演着多種重要的生理角色，特別是在尿素循環和一氧化氮（NO）生成中，瓜氨酸都扮演着極其重要的角色。因為其開通血管的優秀功能，瓜氨酸在運動營養和心血管健康領域受到廣泛關注，除了運動表現得以提升之外，比較多人重視的還是它的快速降血壓功能。

功效

1. **促進血液循環：**瓜氨酸能促進一氧化氮的生成，幫助擴張血管，改善血液循環。
2. **增強運動表現：**瓜氨酸有助於減少運動引起的疲勞，提升運動耐力和表現。
3. **排毒：**瓜氨酸有助於尿素循環，幫助排除體內氨等有害物質。

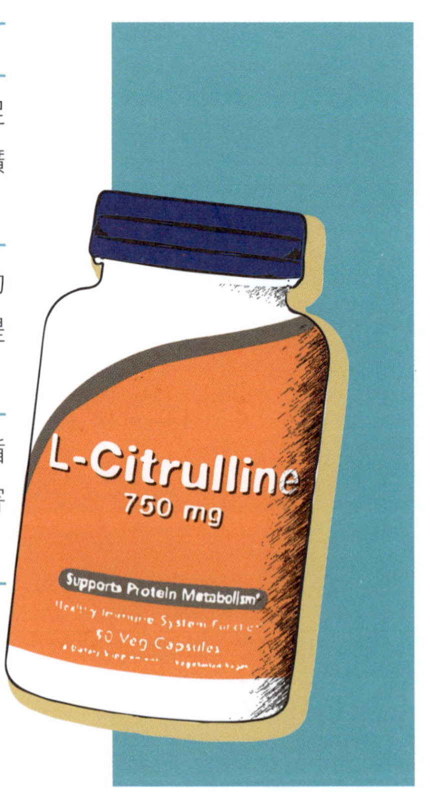

瓜氨酸在人體內主要通過尿素循環轉化為精氨酸，後者進一步轉化為一氧化氮，這是一種重要的血管擴張劑。瓜氨酸的補充可以提高體內精氨酸和一氧化氮的水平，從而改善血液循環、增強運動表現和促進心血管健康。不說不知道，曾有一些運動員透露，精氨酸和瓜氨酸能令比賽表現有所提升。瓜氨酸和精氨酸都是身體天然存在的氨基酸，尿液檢查藥物檢查並不會發現他們的存在，同時因為它們於身體存在的時間較短，也能自然分解，因此連抽血化驗都不能確認運動員服用了提升運動表現的保健品，故此被運動員稱之為「合格禁藥」。就着以上提及的生物化學本質，瓜氨酸的保健有效期比較短，因此如果需要快速降低血壓以離開危險水平，有安全研究報告指出每 4 小時服用 1000mg 也不會有副作用和不良效果。

產出方法

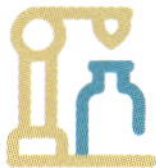

瓜氨酸保健品的生成比較尷尬，因為相當多的用家希望追求純天然產源，可是經由西瓜或黃瓜的乾燥、純化和濃縮處理，所得出的瓜氨酸成分比較低，因此成本比化學合成的大概高 7 至 8 倍。另外有些人能接受生物科技製作出來的瓜氨酸，可以透過基因工程把細菌產出的蛋白質改變，把生成掛氨酸的基因植入在細菌中，用細菌自然產出瓜氨酸，科學家在從中收集隔除雜質並純化保健品，這樣得出來的瓜氨酸成本和化學合成的差不多，算是比較天然的選擇。

保健應用

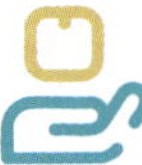

針對瓜氨酸的保健成效已有非常多的研究證實。研究顯示瓜氨酸能有效提升運動表現，減少運動後的疲勞和肌肉酸痛。一項研究顯示，補充瓜氨酸可以增加高強度運動中的 ATP 生成，即提升細胞內含的能量水平，從而提高運動耐力。瓜氨酸最重要的保健功效還是在於快速降血壓這一領域。通過增加體內一氧化氮的生成，瓜氨酸可以促進血管擴張，改善血液循環，降低血壓。一些研究表明，瓜氨酸補充可以顯著降低高血壓患者的血壓。瓜氨酸也有助於改善心血管功能，減少動脈硬化的風險。有些學者將瓜氨酸和西藥作比較。西藥降血壓藥當中，並不乏利用 NO 來達至快速降血壓藥效的例子，當中最著名的莫過於是「脷底丸」了。「脷底丸」的化學名稱是 Glyceryl Trinitrate，當中是含有三組氮化合物，在身體中自然轉化成為三組 NO，可用於治療急性心絞痛和心肌梗塞，成效顯著。以此為依據，服用瓜氨酸同樣可以令身體製作出 NO，能調節血壓，受到很多的高血壓患者歡迎。

最後需要一提，因瓜氨酸和降血壓藥物所採取的降血壓機制並不一定相同，因此如果和降血壓藥物一同服用的話，必須確保起始血壓不要太低，定要正確認識低血壓的症狀，包括頭暈和無力等，如果有不適或有疑慮應先諮詢醫生或保健專家來調節全方位的健康方案。

適合人士

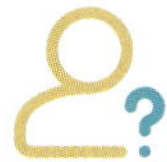

1. **高強度工作者：**適合需要提升耐力的人群。
2. **心血管健康需求者：**適合需要改善血液循環和心血管健康的人群。
3. **免疫力低下者：**適合需要增強免疫系統功能的人群。

注意事項

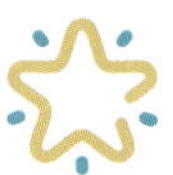

1. 宜空肚服用，以促進吸收。
2. 免疫力低下者應配合免疫專科保健品服用。
3. 孕婦及哺乳期婦女應避免使用。
4. 和降血壓藥同服者慎防出現低血壓。

沙棘果油

Sea Buckthorn Oil

沙棘果油（Sea Buckthorn Oil）是從沙棘的果實和種子中提取出來的一種植物油。沙棘是一種耐寒、耐旱的灌木，廣泛分佈於歐洲和亞洲，特別是在中國和俄羅斯。

功效

1. **抗氧化：**沙棘果油富含多酚類物質，具有強大的抗氧化作用，有助於延緩衰老。
2. **促進皮膚健康：**有助於修復皮膚屏障，改善皮膚乾燥和粗糙。
3. **支持心血管健康：**沙棘果油中的不飽和脂肪酸有助於降低血脂，改善心血管健康。

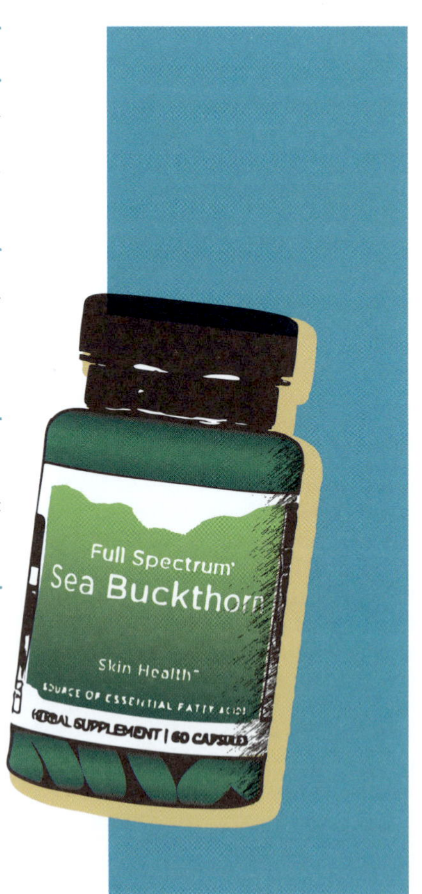

沙棘果油自古以來就被用於傳統醫學中，它被用於治療皮膚病、消化問題和心血管疾病。現代研究表明，沙棘果油富含多種生物活性成分，如維他命、脂肪酸、類胡蘿蔔素和多酚，這些成分對健康有多種益處。

產出方法

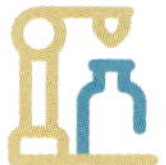

沙棘果油保健產品和眾多果實類提取物保健品一樣，沙棘果的品質直接影響沙棘果油的功效。摘取了成熟的沙棘果實後，保健品廠商會為沙棘果進行冷壓或熱壓處理，提取出果油。冷壓法能夠保留更多的營養成分，而熱壓法則能提高果油的產量。熱壓技術的溫度過高或會令沙棘果油變為其他化合物，影響保健功效，一般來説冷壓法較佳。當沙棘果油壓榨出來之後會經過純化和濃縮程序，因此平常一粒沙棘果油的含量是 150mg，很多時候都是經過 5 至 8 倍的濃縮，很多人認為一粒沙棘果油保健品含量太低，一次過服用很多粒，其實這是錯誤的做法。沙棘果油的儲存也是一門學問，沙棘果油應儲存在避光、室溫的環境中，以保持其活性和穩定性，建議將保健品放到不透光袋，避免對其品質和保健成效帶來負面影響。

保健應用

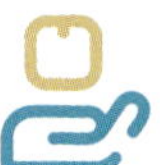

研究顯示，沙棘果油富含維他命 E、類胡蘿蔔素和脂肪酸，具有抗氧化、抗炎和保濕作用，有助於改善皮膚健康。一些研究更表明，沙棘果油可以促進傷口癒合，減少皮膚乾燥和皺紋，因此我們也會建議皮膚過分乾燥熱龜裂的

朋友，在他們的保健配搭中加上沙棘果油。然而沙棘果油更重要的保健功效是在於心血管健康。沙棘果油中的不飽和脂肪酸和多酚具有抗氧化和抗炎作用，有助於降低膽固醇水平，改善血液循環，保護心血管健康。臨床研究顯示，沙棘果油可以顯著降低高血壓患者的血壓，這正是因為不飽和脂肪酸能長效降低膽固醇，加上它屬油劑類保健品的本質，能潤滑血管，減低血液流過的阻力，進一步減低血壓。不過這種降血壓方法需時比較長，始終要把變硬或有沉積物阻塞的全身血管潤滑，需要一定時間持之以恆的保健工作，因此沙棘果油屬長效保健之選。

總括而言，沙棘果油適合希望降血壓和修護皮膚的人士使用。不論是何種保健方案，沙棘果油要起到保健成效始終需要一些時間，大約是 3 至 6 個月才能有初步成效，但這種成效能維持的時間也更長更徹底，因此保健配搭上應包含能快速處理身體狀況的保健品，例如降血壓上應配合瓜氨酸或山楂一同使用，皮膚保健上也應結合魚油和大蒜油一同使用，在快速達成保健成效之後，能維持更長的效果。

適合人士

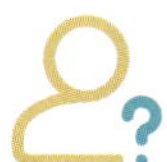

1. **皮膚乾燥或敏感者：**強效皮膚抗炎，改善皮膚狀況。
2. **心血管健康及高血壓者：**沙棘果油可以開通並潤滑血管，達至降血壓的功效。
3. **抗衰老需求者：**適合希望延緩衰老的人群。

注意事項

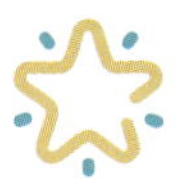

1. **選擇高品質產品：**沙棘果油凝膠應晶瑩剔透，呈深橙色。
2. **注意保存方法：**沙棘果油應保存在陰涼乾燥處，避免陽光直射，以防止氧化。
3. 皮膚乾燥或敏感者宜適量使用。
4. 可快速降低血壓
5. 對海鮮或其成分過敏者應避免使用。
6. 有腎臟疾病或肝臟疾病者應慎用，並在醫生指導下使用。

苦瓜素

Momordicin

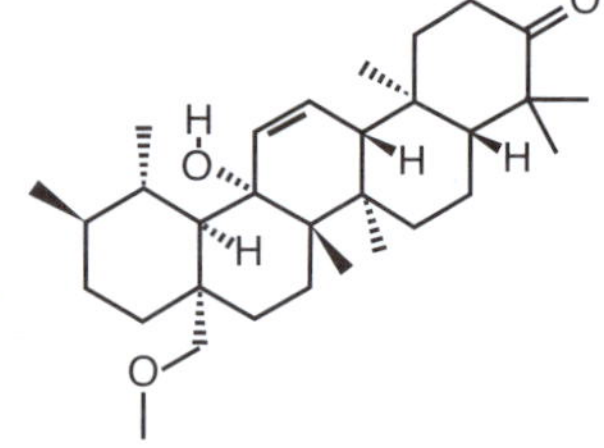

苦瓜素（Momordicin）是苦瓜的提取物，主要來自於苦瓜的果實、種子和葉子，而苦瓜是一種廣泛分佈於熱帶和亞熱帶地區的植物。苦瓜因其苦味而得名，並且在亞洲、非洲和加勒比海地區的傳統醫學中被廣泛使用。

功效

1. **降血糖：**含有類似胰島素的成分，有助於降低血糖水平。
2. **抗炎抗氧化：**富含抗氧化物質，具有抗炎特性，有助於減少體內炎症。
3. **增強免疫力：**含有多種植化素有助於增強免疫系統。

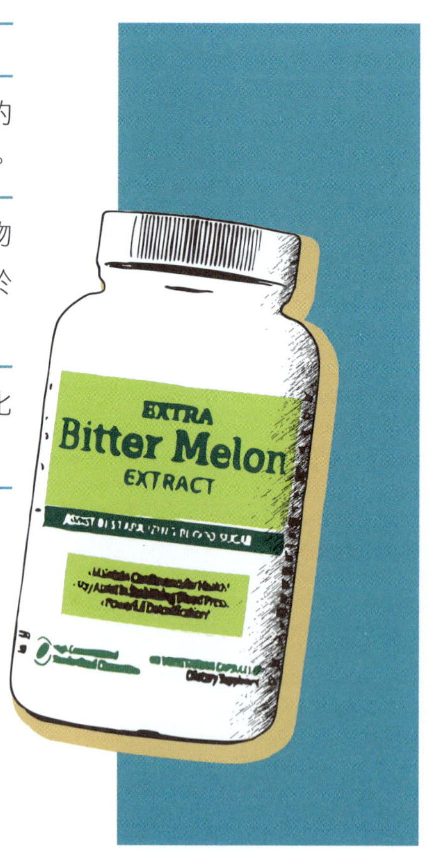

苦瓜在傳統醫學中被用於治療多種疾病，包括糖尿病、腸胃問題和感染等。現代研究表明，苦瓜含有多種生物活性成分，如苦瓜素、皂苷、黃酮類化合物和多酚，這些成分對健康有多種益處。

產出方法

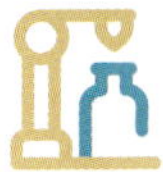

苦瓜素的提取並沒有很多科技含量存在，製作過程和一般風乾零食差不多，先將苦瓜切片再風乾或冷乾，這個步驟的出產成品就是我們平時吃的風乾零食了。完成後再磨粉，再分別用水和乙醇，把苦瓜內的有效成分溶解，最後濃縮放入膠囊就是我們現今見到的保健品了。

保健應用

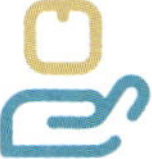

大量研究顯示，苦瓜素主要能改善的身體症狀包括糖尿病、抗癌、抗微生物和抗發炎，還能保護心血管健康。苦瓜素抗糖尿病的功能冠絕各種保健品，為天然的控制糖尿病方案。研究表明，苦瓜素可以通過多種機制降低血糖水平，包括增加胰島素分泌、改善胰島素敏感性和抑制葡萄糖吸收。臨床研究更顯示，苦瓜素可以顯著降低二型糖尿病患者的血糖水平，如果配合降血糖藥物一同服用，它的降糖成效將更加顯著。這裏需要留意的是，苦瓜素的降糖機制和一般糖尿藥物，如甲福明（Metformin）並不相同，一同服用能更快降血糖，但不慎使用則有機會引致血糖過低。各位用家需要正確認識低血糖的症狀，以免影響身體健康甚至危害生命。此外有一些研究顯示，苦瓜素具有抗癌特性，能夠抑制癌細胞的增生和誘導癌細胞凋亡，這些作用主要歸因於其抗氧化和抗炎成分。進一步研究發現，苦瓜素可以抑制乳腺癌、前列腺癌和結腸癌細胞的生長。苦瓜素也具有抗菌和抗病毒作用，可以抑制多種病原微生物的生長，可以有效對抗細菌、病毒和真菌感染。我們身體內有一些癌症是因病毒入侵而令癌症發生率大增，因此苦瓜素透過抑制這些外來入侵者，能進一步保障身體免受癌症侵擾。

苦瓜素一般被歸類為降血糖類保健品，也因為其降血糖功能十分顯著，因此一般很難把它包括到其他保健配搭當中，因為擔心低血糖會成為一種很難處理的副作用。因此保健學者們就索性把它用來專門處理高血糖問題，成為了降血糖第一線的保健品。最後一提，服用苦瓜素保健品的時間建議參考血糖藥物，在餐前半小時內服用，切勿空肚服用又或服用過後不進餐，這樣很有機會讓血糖降低於正常水平，從而影響健康，十分不值。

適合人士

1. **糖尿病患者：**有助於控制血糖水平。
2. **消化不良者：**能改善消化功能，促進食慾又能減慢血糖提升。
3. **免疫力低下者：**有助於增強免疫系統。

注意事項

1. **成分標示：**留意劑量及有否濃縮，濃縮的苦瓜素有可能令血糖值大幅下降。
2. 適用於糖尿病患者。
3. 適用於對降血糖藥有抗性者。

宜
- 配合硫辛酸和肉桂效果更佳。

忌
- 孕婦及哺乳期婦女忌服。
- 低血糖和低血壓患者忌服。
- 服用後不進食正餐。

硫辛酸

Alpha Lipoic Acid

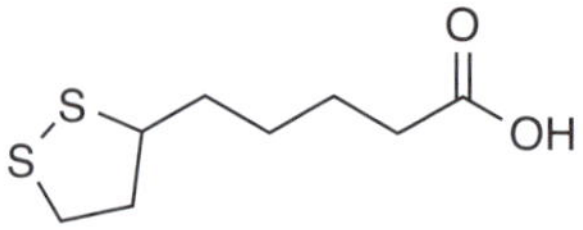

硫辛酸（Alpha Lipoic Acid，簡稱 ALA），是一種天然存在於人體細胞中的抗氧化劑。它在能量代謝中扮演重要角色，並且具有強大的抗氧化能力。硫辛酸可以在水溶性和脂溶性環境中發揮作用，這使它成為一種非常獨特且多功能的抗氧化劑。

功效

1. **抗氧化：**中和自由基，減少氧化壓力。
2. **血糖控制：**改善胰島素敏感性，穩定血糖水平。
3. **神經保護：**減少神經損傷，對糖尿病神經病變有幫助。
4. **肝臟保護：**促進肝臟健康，減少肝臟損傷。

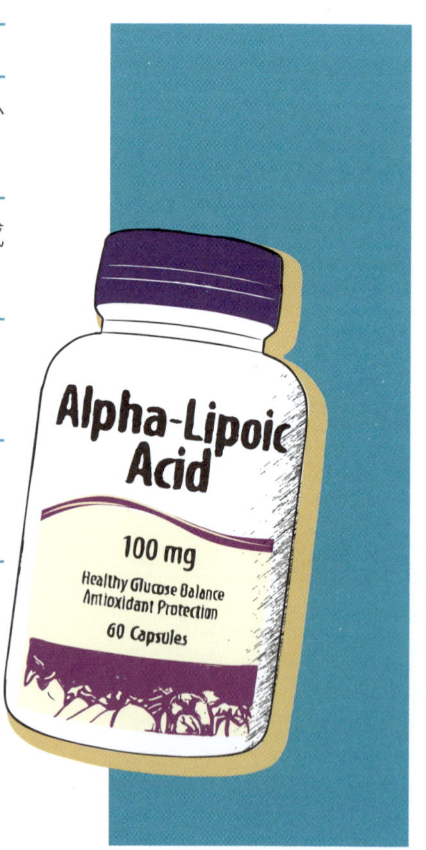

硫辛酸最早於 1951 年被發現，並且在 1950 年代被確定為一種重要的輔酶，參與線粒體內的能量代謝過程。它在歐洲被廣泛用於糖尿病相關的神經病變，並且在全球範圍內被用作膳食補充劑，以支持整體健康和抗氧化防護。

產出方法

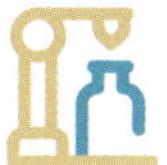

硫辛酸可以通過化學合成或從天然來源中提取。可是和很多保健品不同的是，硫辛酸的化學合成過程比較複雜，任何一步管理不善都會對硫辛酸的純度造成很大的影響。而在動植物細胞中抽取，如經牛肝、菠菜和椰菜等提煉出來，可是提煉出來的含量非常低，導致成本大大提高。因此現在市面上見到的硫辛酸大多是化學合成的，如果有用家必須追求天然來源，就需有心理準備要付出比化學合成的高 5 倍以上的價錢了。

保健應用

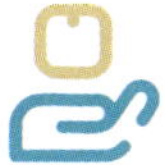

硫辛酸是其中一樣被研究得最多的保健成品，它最常被研究並證實有效的保健功用包括抗氧化及抗炎作用、抗衰老作用以及它最具代表性的功效：糖尿病管理。我們知道硫辛酸是一種強效的抗氧化劑，它還能夠還原再生其他抗氧化劑，如維他命 C 和 E，讓它們可以持續執行抗氧化工作，增強整體抗氧化防護。硫辛酸也具有抗炎特性，可以減少炎症標誌物的展現，改善炎症相關疾病的症狀。硫辛酸其中的一個特點是水油兩溶，它的抗炎抗氧化特性可以說是全身性的，適合喜歡作全身修護的保健朋友。

至於糖尿病管理，是硫辛酸最被廣泛研究的項目。作為糖尿病管理的輔助劑，研究表明，硫辛酸可以改善胰島素敏感性，降低血糖水平，並減少糖尿病相關的神經病變。臨床研究顯示，補充硫辛酸可以顯著改善二型糖尿病患者的血糖控制和神經病變症狀。硫辛酸降血糖的機制，和另一種降糖保健品苦瓜素不一樣，所以兩者很多時候都會結合來使用。當中以苦瓜素作為降血糖的主調，而硫辛酸作為輔助降血糖的用品之餘，還可以依靠其水油兩溶的特性，順利地由血管進入器官內部，深層次改善胰臟健康，逆轉氧化甚至是發炎症狀，讓胰島素的產出更順利正常，讓血糖水平進一步下降。

來個小總結，硫辛酸最主要的功用是用來降血糖的，配合全身性的修復抗氧化抗炎功效，讓胰島素的產出更順利，也令胰島素受體更敏感，可說是全方位降血糖的保健產品。

適合人士

1. **糖尿病患者：**控制血糖和減少糖尿病相關併發症。
2. **神經病變患者：**特別是糖尿病引起的神經病變。
3. **肝臟健康需求者：**需要保護肝臟功能的人士。

注意事項

1. **劑量：**建議每日劑量為 300mg 至 600mg。
2. **配方成分：**如含有其他降血糖產品將加強降糖功效。
3. **藥物相互作用：**與降糖藥物同服需小心血糖過低。

肉桂

Cinnamon

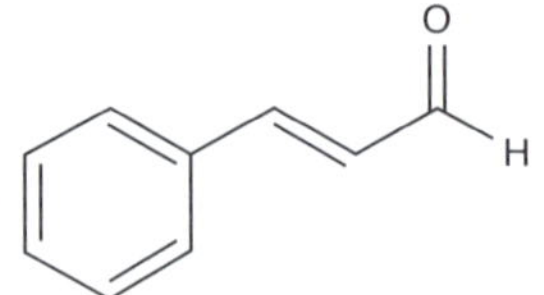

肉桂，是一種常見的香料和藥材，源自於肉桂樹的樹皮。肉桂在全球各地的烹飪和醫藥中都有廣泛應用。肉桂主要分為兩種：錫蘭肉桂（*Cinnamomum verum*）和中國肉桂（*Cinnamomum cassia*）。錫蘭肉桂又稱為真肉桂，主要產於斯里蘭卡和印度南部；中國肉桂則主要產於中國和越南。這兩種肉桂在風味和化學成分上有所不同，而一般我們使用的肉桂保健品，採用錫蘭肉桂，品名一般叫做 Ceylon Cinnamon，各位用家要懂得分別。

功效

1. **降血糖：**有助於改善胰島素敏感性，降低血糖水平。
2. **抗炎抗氧化：**富含抗氧化物，有抗炎特性，有助減少體內炎症。
3. **抗菌：**對細菌病毒有抑制功能，有助於預防和治療感染。
4. **心血管健康：**有助降低膽固醇和血壓，促進心血管健康。

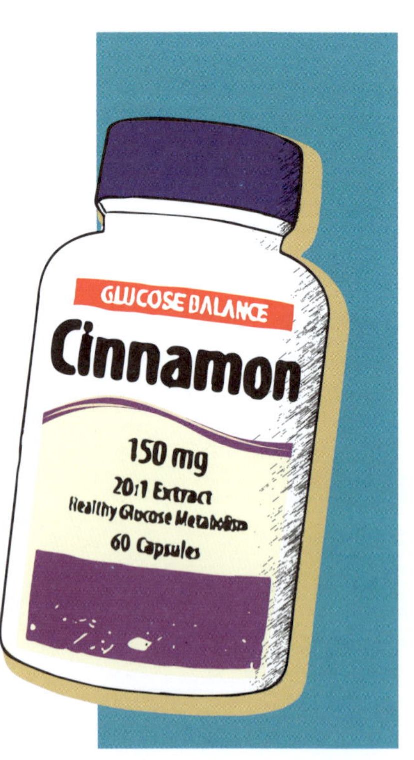

肉桂的藥用歷史可以追溯到古代。古埃及人將肉桂用於防腐和香料，並在宗教儀式中使用。中國的《神農本草經》也記載了肉桂的藥用價值，認為它具有溫中散寒、活血通經的功效。古希臘和羅馬的醫生也使用肉桂來治療各種疾病，如消化不良和呼吸道感染。

產出方法

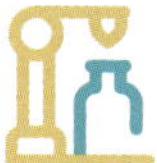

肉桂的原材料為樹皮類，同類的原材料有榆樹皮、白柳樹皮等，很多人錯誤分辨肉桂是果實類，並一直認為原材料的味道等會很影響保健成效。肉桂樹通常在種植後 2-3 年才開始收割，樹皮在雨季後較易剝離，因此通常在這段時間進行收割。最影響保健品成效的反而是在乾燥階段，當樹皮被剝下來之後會放在陰涼處風乾，這個過程需時接近一個月，因此肉桂的生產週期比較長，價錢自然也就比較貴了。現時保健品廠商都嘗試用冷乾的方法來提速保健品製成，成品的功效依然能保持水準，因此未來肉桂保健品的價格有望迎來很大的下調空間。

保健應用

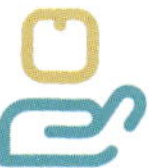

肉桂含有多種活性成分，如桂皮醛（Cinnamaldehyde）、桂皮酸（Cinnamic Acid）和多酚類化合物，這些成分賦予肉桂多種保健效益，包括比較常見的抗氧化、抗炎，還能抗病毒和抗真菌。但它最大的保健功效莫過於就是降血糖這一部分了。針對肉桂用來降血糖的研究發現肉桂可以改善身體對胰島素的敏感性，特別是對於患有肝病、肥胖的患者，胰島素產出有機會受影響，又或因肥胖而導致胰島素受體功能不足，這時候肉桂都能發揮到有效的降血糖反應。此外肉桂也能促進消化液的分泌，令食物消化能更完全，減低腸胃不適之餘亦有助減低腸漏症而引起的健康問題。在此需要表明一件事，在傳統西醫學説中並無提及腸漏症，這可説是保健科學的獨有之處，大家需要留意。

任何保健品都有合理劑量和服用上限的，儘管肉桂有多種保健效益，但過量攝取都會帶來副作用，特別是中國肉桂中的香豆素含量較高，過量攝取可能會對肝臟造成損害，而攝取上限大約在正常劑量的 5 倍。為甚麼我不能給出一個確切的數字呢？這是因為每一種保健品的濃縮度都略有不同，一般保健廠商會建議高用量用家早晚各兩粒去服用，這就是正常劑量的 4 倍，所以一般保健廠商會把安全劑量定在 5 至 8 倍這個區間，只要依據建議來服用就不會出問題。如果對服用保健品或其劑量有疑慮，諮詢醫生或保健專家將會是最安全的做法。

適合人士

1. **糖尿病患者：**有助於控制血糖水平，特別是空腹血糖水平。
2. **消化不良者：**能改善消化功能。
3. **服藥見降糖功效不佳者：**能減少胰島素阻抗，更好調整血糖水平。

注意事項

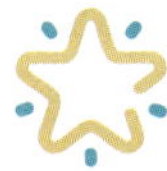

1. **成分標示：**查看成分標示，服用準確劑量。
2. **劑量控制：**過量服用可能產生中毒反應，或影響肝腎功能。

宜
- 配合降糖藥物一同服用。
- 空腹服用。
- 配合肝腎保健服用。

忌
- 孕婦及哺乳期婦女忌服。
- 肝功能不全或患有乙型肝炎人士忌服。

吡咯喹啉醌

Pyrroloquinoline Quinone

吡咯喹啉醌（Pyrroloquinoline Quinone，簡稱 PQQ）是一種小分子化合物，具有強大的抗氧化能力和生物活性。PQQ 最早於 1979 年被發現，並且被認為是一種新型的維他命樣物質。為甚麼不直接稱它為維他命？那是因為維他命是有定義的。它必須是通過進食得來的，其次它必須是有維持生命的功能，沒它不行。PQQ 在細胞能量代謝和線粒體功能中扮演重要角色，並且在多種生物過程中發揮作用。

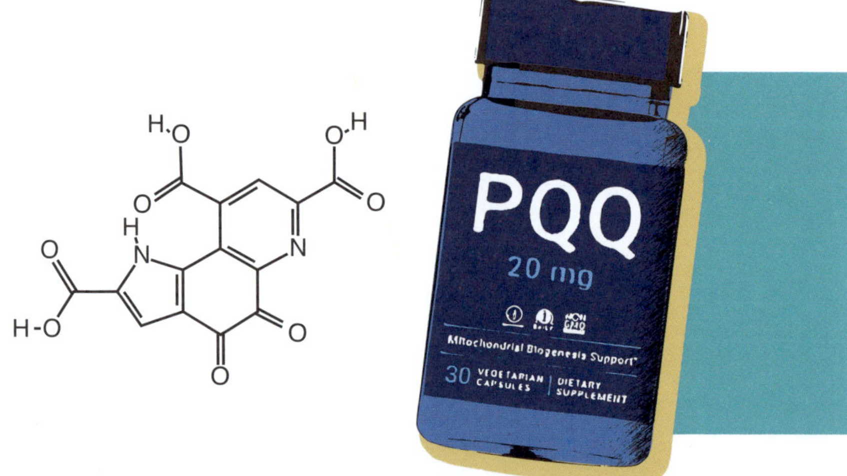

功效

1. **促進細胞能量生產：**支持線粒體功能，增強細胞能量。
2. **神經保護：**促進神經細胞生長和修復，改善認知功能。
3. **保持心臟健康：**增加能量產出，令心臟不易勞累。

PQQ 最早是在細菌中被發現，作為一種輔酶參與甲醇和葡萄糖的氧化反應。隨後的研究發現，PQQ 在植物、動物和人類中也存在，並且具有多種生物活性。PQQ 在人體中主要通過飲食攝入，常見的食物來源包括納豆、綠茶、菠菜和綠色辣椒等。

產出方法

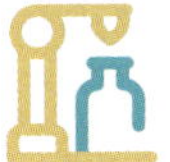

市場上 PQQ 的提取方法一般包含天然提取和生物合成。PQQ 可以從納豆、綠茶和某些蔬菜提取，然而，這些天然來源中的 PQQ 含量很低，需要非常多的原材料才能榨取足夠份量的 PQQ，而且提取過程相對困難兼成本較高。生物合成是另一種常用方法，利用微生物發酵技術生產 PQQ。這種方法利用特定的細菌或酵母菌株，在發酵過程中合成和分泌 PQQ，然後通過純化過程得到高純度的 PQQ。現時這種製作方法越來越成熟，漸漸成為了市場製作 PQQ 的主流方法。

保健應用

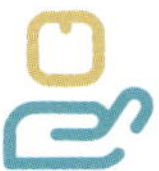

PQQ 在保健學上算是一個新寵兒，有關的研究只是進行了少於 5 年。正因為它是一種新晉的保健品，研究集中在其功能性上，研究顯示，PQQ 不但具有很多保健品都有的抗氧化和抗炎功能，它最特別的地方是增進線粒體功能，令能量產出大幅增加。當細胞富有能量後，細胞就能夠有加促進行修復和執行組織功能。在抗氧化作用上，PQQ 的抗氧化能力比維他命 C 和維他命 E 更強高約 50 倍。PQQ 最應着重的線粒體功能，比較多研究表明，PQQ 可以促進線粒體的生成和增生，從而增強細胞能量代謝，這樣也有幫助神經保護，讓受損神經能夠修復甚至再生，改善神經功能。一些臨床研究顯示，PQQ 可以減少神經炎症，對神經退行性疾病如阿爾茨海默病和帕金遜症具有潛在的治療作用。

在保健配搭上，PQQ 比較少單獨出擊，因為其增強細胞功能的特性，因此很多時是作為專科保健配搭的輔助品來使用。較出名的是與 NMN、CoQ10 等一同服用，依靠它能增加細胞能量，來為這個組合增加吸收和細胞層面的使用，來達至更好的抗衰老功效。

不過正因它有增強細胞能量和功能的特性，它也有可能增加西藥的效用，因此建議應和西藥相隔最少兩小時服用，以免增強了西藥的吸收。

適合人士

1. **認知功能需求者：**希望改善記憶力和認知功能的人士。
2. **疲勞感強烈者：**需要增強能量和減少疲勞感的人士。
3. **心血管有潛在問題人士：**如患有心漏、心肌炎或冠心病人士。

注意事項

① **提煉方式：**天然萃取的提煉方式最可取。

② **能增強心臟藥物反應：**有機會令心輸出率大增。

宜
- 與食物一起服用，以減少胃部不適。
- 配合其他心肺保健品同服。

忌
- 孕婦和哺乳期婦女不宜過量服用。
- 不要與酒精同時服用，可令心臟負擔加大。

支鏈氨基酸

Branched-chain Amino Acids

支鏈氨基酸（BCAAs）是指三種具有支鏈結構的必需氨基酸：白氨酸（Leucine）、異白氨酸（Isoleucine）和纈氨酸（Valine）。這些氨基酸在蛋白質合成、能量代謝和肌肉修復中扮演重要角色。由於人體無法自行合成這些氨基酸，因此必須通過飲食或補充劑來獲取。

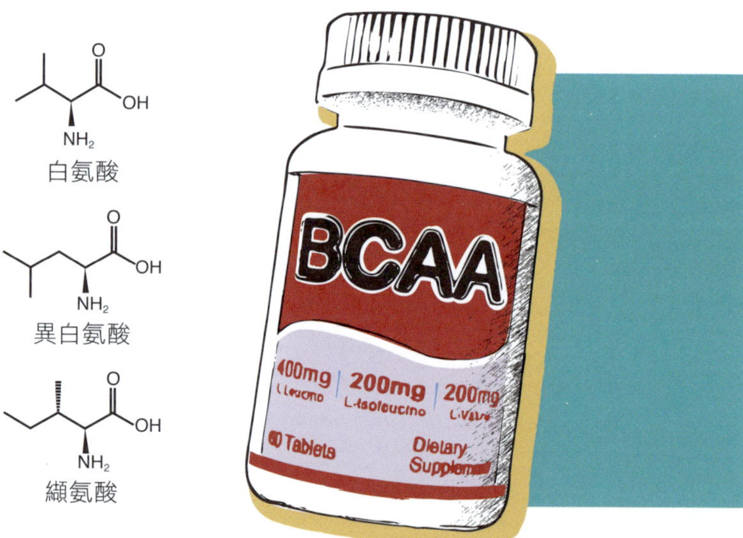

功效

1. **增加肌肉合成：**含有三種肌肉組成的必要蛋白質。
2. **減少疲勞感：**增加肌肉能量，支持日常生活中的消耗。
3. **減低患上心臟疾病機會：**增加心臟肌肉能力，減低心臟勞損。

BCAAs 在人體中佔所有必需氨基酸約 35-40%，並且在骨骼肌中的比例更高，約佔 14-18%。它們在運動營養學和健身界特別受到重視，因為它們能夠促進肌肉蛋白質合成，減少肌肉分解，並且在運動後加速恢復。

產出方法

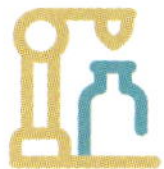

BCAAs 的產出包括天然提取和化學合成。天然提取方面，BCAAs 可以從天然蛋白質來源中提取，如乳清蛋白、大豆蛋白和其他動植物蛋白。然而，這些天然來源中的 BCAAs 含量不多，約只有 15%，提取過程相對複雜且成本較高。現時比較多保健品廠商採用化學合成方法，BCAAs 的化學合成方法涉及多步反應，包括氨基酸的合成和分離。這種方法可以生產高純度的 BCAAs。現時科技進步，利用微生物發酵技術也可以生產 BCAAs。這種方法利用特定的細菌或酵母菌株，在發酵過程中合成和分泌 BCAAs，然後通過純化過程得到高純度的 BCAAs。須知道 BCAAs 是有三種不同氨基酸合成而來，透過發酵得來的三種氨基酸，並非以特定的比例出現，因此最後都需要經過化學調節組合，所以説暫時市面上是未有全天然的 BCAAs 產品。

保健應用

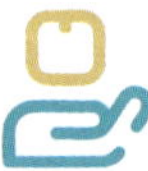

有關 BCAAs 的科學研究主要集中在於健身健美方面，有關它其他保健用途則比較少描述。大量研究證實 BCAAs 可促進蛋白質合成。BCAAs 特別是白氨酸，能夠激活 mTOR 信號通路，促進肌肉蛋白質合成。研究顯示增加 BCAAs 的攝取可以增加肌肉蛋白質合成速率，有助於肌肉增長和修復。肌肉增加了，但如果另一邊肌肉一直分解的話，則肌肉的淨重是沒有增加的。BCAAs 也可減少肌肉分解，保護肌肉組織。一些研究顯示，補充 BCAAs 可以降低運動後的肌肉損傷標誌物，如肌酸激酶（CK）和乳酸脫氫酶（LDH）。此外，BCAAs 也可提高運動表現，它可以作為能量來源，延緩運動中的疲勞。一項研究顯示，補充 BCAAs 可以提高耐力運動員的運動表現，延長運動時間。BCAAs 也可以減少運動後的肌肉酸痛，因為 BCAAs 可以減少運動後的延遲性肌肉酸痛（DOMS），提高恢復速度。

由以上的多種用途我們可以知道，除了運動和健美機能之外，幾乎所有和運動相關的肌肉群也能用得着 BCAAs，那麼我們身體中那一些肌肉群是不停的運作？自然就是心臟了。所以如果有些朋友血壓較低，心臟機能不足，肺部及呼吸功能低下，服用 BCAAs 就很有效果了。除了心肺功能問題外，BCAAs 在保健領域很適合長者使用，因為長者一般活動能力較低，經常導致肌肉流失，令長者上落樓梯時未能為骨關節卸力，繼而產生骨關節磨損問題。因此我們一般都會建議長者服用 BCAAs，如果遇着吸收能力不佳的長者更會服用維他命 B_1，以幫助吸收。

適合人士

1. **有潛在心臟病風險人士：**增強心臟肌肉，減少心臟患病機會。
2. **體力勞動工作者：**透過增強肌肉應付日常工作所需。
3. **希望改善血管狀態人士：**增強血管周邊肌肉，讓血壓更穩定。

注意事項

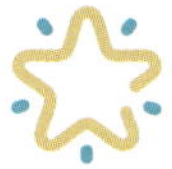

1. **注意劑量：**過量攝取可能對腎臟造成負擔。
2. **結合肝腎保健品使用：**更有效處理衍生的代謝廢物。
3. **注意比例：**白氨酸、異白氨酸和纈氨酸的常見比例為 2:1:1。

宜
- 在早上服用，以達到最佳效果。

忌
- 空腹大量攝取，可能引起腸胃不適。
- 與含有高咖啡因的飲品同時服用，可能增加心率和血壓。

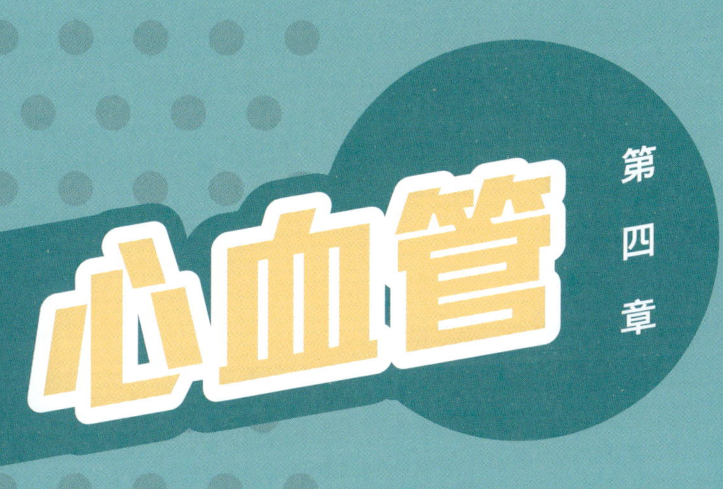

- 魚油
- 紅麴米
- 水蛭素
- 蚓激酶
- 納豆激酶
- 植物固醇
- 佛手柑
- 朝鮮薊

魚油

Fish Oil

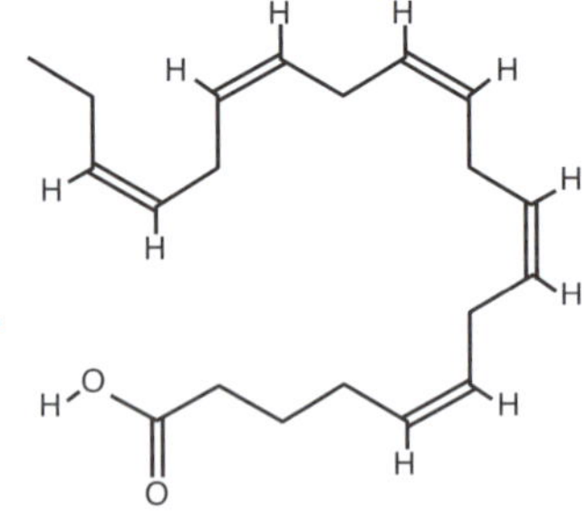

魚油是一種從魚類脂肪中提取的油脂，富含多種有益的脂肪酸，特別是 ω-3 脂肪酸，如二十碳五烯酸（Eicosapentaenoic Acid, EPA）和二十二碳六烯酸（Docosahexaenoic Acid, DHA）。這些脂肪酸對心血管健康、腦功能和抗炎作用具有重要意義。需要留意的是並不是任何魚的油都適合用來製作保健品，保健品級數的魚油一般採用大型深海魚的油，因此魚類的品質相當重要。萬一那條魚居住的海域受到污染，基於大魚會吃小魚然後毒素會一路累積的生態學道理，那條大魚所含的毒素或有害物質會相當高。

功效

1. **改善膽固醇：**增加體內好膽固醇，預防壞膽固醇積聚血管周邊。
2. **心血管健康：**潤滑血管，降低心臟病風險。
3. **調節血壓：**增加血管彈性，減低血壓。
4. **皮膚健康：**幫助皮膚表層消炎，有助處理濕疹。

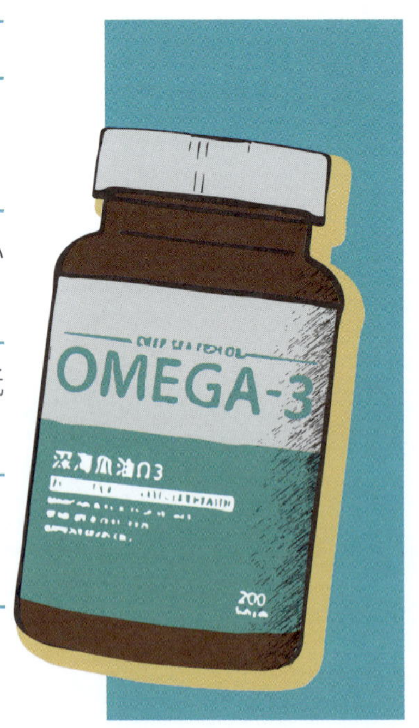

魚油的健康益處早在 20 世紀中期就開始受到科學界的關注。研究發現，食用大量魚類的愛斯基摩人和其他沿海地區居民患心血管疾病的風險較低，這引發了對魚油中 ω-3 脂肪酸的深入研究。隨着深入的研究，魚油被廣泛認為是優質 ω-3 的主要來源，對心腦血管、兒童腦部發展等都有顯著助益。

產出方法

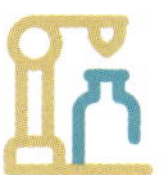

魚油通常從富含脂肪的魚類中提取，如鯖魚、沙丁魚、鯡魚和三文魚等，這些魚類富含 EPA 和 DHA。保健廠商會先將魚煮熟，然後再將肉和皮下的脂肪壓出，收集後需通過去除雜質的程序，把膠質、酸臭味等隔除，再經過濃縮就成為我們現在使用的魚油保健品了。

保健應用

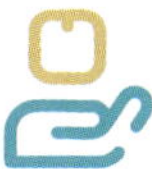

有關魚油對健康的益處，有非常多的科研成果證明。魚油具有多種健康益處，主要包括心血管健康，抗炎作用，腦神經功能、眼睛和關節健康等多種功能。心血管健康方面，魚油可以降低血壓、減少血液中的三酸甘油酯水平、增加高密度脂蛋白（HDL）水平，並減少心律不整的風險。抗炎作用方面，魚油具有抗炎特性，可以減少體內的炎症反應。研究顯示，魚油可以減少炎症標誌物如 C-反應蛋白（CRP）和白細胞介素-6（IL-6）的水平。此外，DHA 是大腦中重要的結構成分，對維持腦功能和心理健康至關重要。研究表明，魚油補充可以改善認知功能，減少抑鬱和焦慮症狀，並對抗與年齡相關的認知衰退。DHA 也在視網膜中含量豐富，對維持視力健康具有重要作用。魚油能夠通往眼球的比例很高，因此可以在眼球表面形成一層油膜，能阻隔淚水揮發到環境空氣中。因此在保健科學上，我們常常用魚油來處理眼乾症等問題，一般會結合磷蝦油使用。魚油的抗炎特性對關節健康有益。研究顯示，魚油可以減少關節炎患者的疼痛和僵硬，改善關節功能。

魚油對多個身體不同部位都有很多健康效益，主要是透過抗炎和潤滑的功能來達成健康目標，因此魚油常常被加進不同的專科保健品內，配合大蒜油和維他命 E 可以用來處理乾性濕疹，配合薑黃素和乳香也能促進關節活動，減低關節退化帶來的活動阻力，也能配合磷蝦油和山桑子，來應對眼乾症問題。魚油和不同保健品配搭的適應性非常好，是一種相當能百搭的保健品。

適合人士

1. **有心血管疾病風險人士：**透過潤滑血管減低風險。
2. **「三高」患者：**透過調整膽固醇控制血壓和血脂。
3. **濕疹患者：**有效處理皮膚乾燥，減輕濕疹症狀。

注意事項

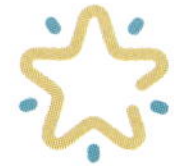

1. 留意 EPA 和 DHA 的含量，這兩種成分是魚油保健的主要成分。
2. **留意產地：**避免選擇來自重金屬污染和海洋相關的污染的地區。

宜
- 隨餐服用，以減少腸胃不適。
- 搭配相關專科保健品，以增強功效。
- 讓小朋友多服用，促進腦部發展。

忌
- 與抗凝血藥同服，可能增加出血風險。
- 與控油阻脂保健品同服，如甲殼素等減肥產品。

紅麴米

Red Yeast Rice

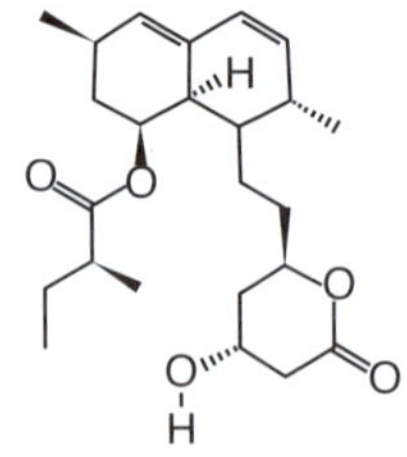

紅麴米是一種由紅麴菌（*Monascus purpureus*）發酵大米製成的傳統中藥和食品添加劑。紅麴米因其鮮紅色和多種生物活性成分而受到廣泛關注，特別是在降低膽固醇和改善心血管健康方面。

紅麴米的使用可以追溯到中國古代，已有超過一千年的歷史。它最早被用作食品着色劑和調味劑，並在傳統中醫中用於促進消化和改善血液循環。

功效

1. **降膽固醇：**主要成分能降低血液中的總膽固醇和壞膽固醇。
2. **促進心血管健康：**降膽固醇能減少心臟病風險。

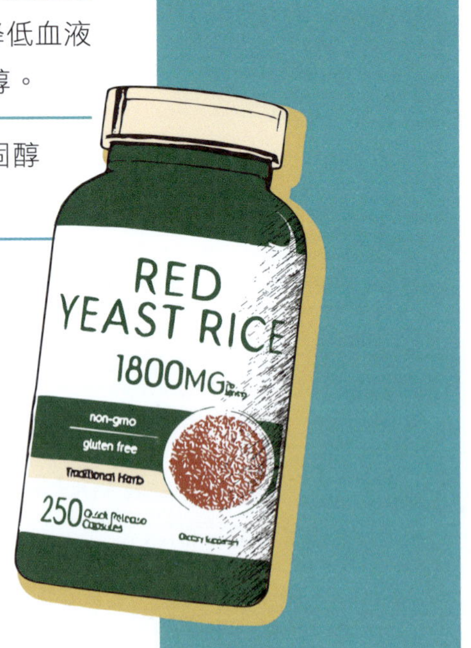

產出方法

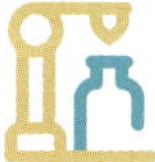

紅麴米的製作方法由選擇優質原料開始，保健品廠會選用大米作為發酵的基質，然後會接種紅麴菌，再將紅麴菌接種到蒸煮過的大米上，然後就可以開始發酵了。在適宜的溫度和濕度條件下，能進行發酵。發酵過程通常持續數天到數週，期間需要定期翻動和通風。大家應該還記得日本一間名廠出品的紅麴遭受污染，發酵作用時產出予另一種有毒物質，致令服用者出現腎臟受損事宜。這裏為紅麴呈清，不是這保健品的問題，而是該廠的生產出錯，因此各位用家大可不必擔心。

保健應用

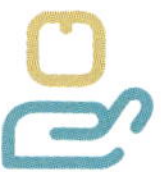

大量針對紅麴米的研究顯示，它可有效降低膽固醇、改善心血管健康，還可以改善代謝綜合症。紅麴米中的莫那可林 K（Monacolin K）是一種天然的 HMG-CoA 還原酶抑制劑，類似於他汀類藥物。研究表明，紅麴米可以顯著降低總膽固醇、低密度脂蛋白膽固醇（LDL-C）和甘油三酯水平，同時增加高密度脂蛋白膽固醇（HDL-C）。如配合他汀類藥物服用，即使效果有所提升，服用前應先諮詢專業人士的意見。紅麴米也具有抗氧化和抗炎特性，有助於改善心血管健康。研究顯示，紅麴米可以減少動脈粥樣硬化斑塊的形成，降低心血管疾病的風險，但它效用僅止於減低沉積物形成，沒有證據顯示它能溶解並剝落己形成的沉積物。此外紅麴米含有多種抗氧化劑，如紅麴色素和多酚類化合物，這些成分可以中和自由基，減少氧化應激對細胞的損害，同時也有抗炎特性，可以減少體內的炎症反應。研究顯示，紅麴米可以降低炎症標誌物如C-反應蛋白（CRP）和白細胞介素-6（IL-6）的水平，這個特性有助減少血管內壁發炎，減低膽固醇被炎症牽引的情況，最後減少血管內壁沉積。紅麴米也可以改善代謝綜合症的多種指標，如降低血糖、減少腹部脂肪和改善胰島素敏感性，不過它首要用途是降膽固醇，其他都是附帶功效而已。

要留意切勿因紅麴米是保健品而過量食用，基於它的降膽固醇機制和西藥相近，如果非常大劑量服用的話也會造成肌肉痛楚、便秘甚至肝臟問題。如有需要快速降低膽固醇的朋友應選擇加上其他種類的保健品，例如佛手柑、朝鮮薊、植物固醇等等，要記得保健品講求配搭，多於單一保健品大劑量服用，不同配搭的保健品能依據不同的保健機製助益身體，這就是保健品有別於其他傳統醫療的優勢，應加以使用。

適合人士

1. **高膽固醇患者：**有效成分能直接降低膽固醇水平。
2. **有心血管疾病風險人士：**能預防膽固醇過高而形成的栓塞，能改善血液循環及流速。

注意事項

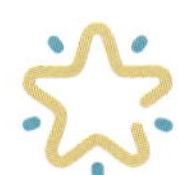

❶ **腸胃不適：**可能引起腸胃不適，如腹痛、腹瀉等。

❷ **藥物互相作用：**如與他汀類一同使用，應先諮詢專業人士意見。

宜
- 配搭其他降膽固醇產品，以不同機制降低膽固醇。
- 搭配飲食，讓降醇效果更顯著。

忌
- 過量攝取，可能增加肝臟負擔。
- 與酒精同時攝取，避免對肝臟的雙重負擔。

水蛭素

Hirudin

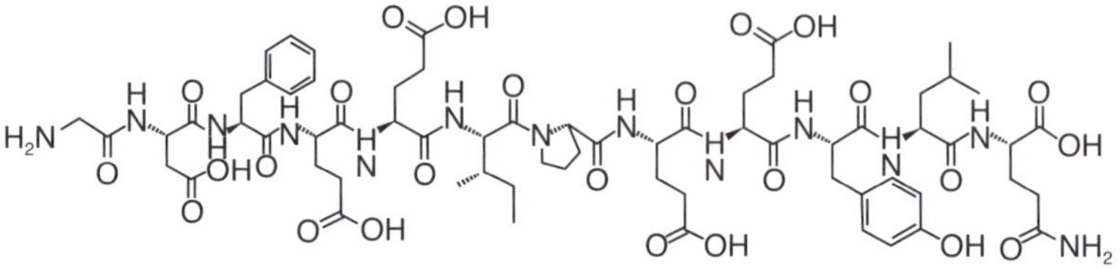

水蛭素是一種從水蛭（Leech）唾液腺中提取的天然抗凝血劑。它是一種多肽，具有強效的抗凝血作用，主要通過抑制凝血酶（Thrombin）的活性來防止血液凝固。水蛭素在醫學和保健領域具有重要的應用價值。水蛭的抗凝血特性早在古代就被發現，水蛭被用於治療多種疾病，如靜脈曲張、血栓和高血壓等。現代科學研究進一步揭示了水蛭素的分子結構和作用機制，使其成為一種重要的藥物和研究工具。

功效

1. **抗凝血：** 有效成分能防止血栓形成。
2. **改善血液循環：** 有些微薄血成分能增加血液流速。
3. **改善血管問題：** 能緩解靜脈曲張和血栓性靜脈炎。

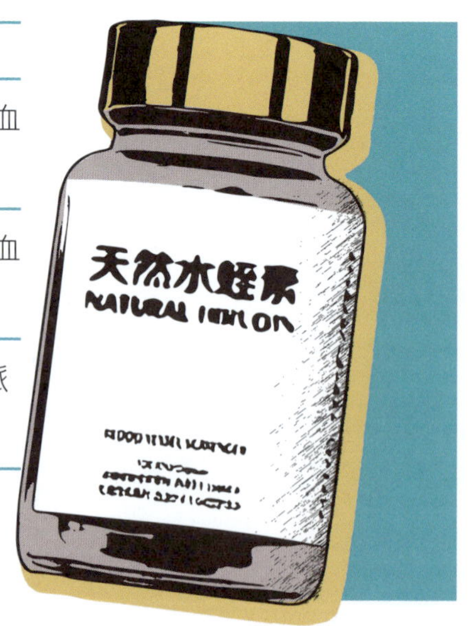

在中國，水蛭素的應用能追溯到 1000 至 1500 年前，西方保健學者一般對於有害生物提煉出來的物質有點忌諱，因此水蛭素可說是源於中醫中藥，傳到西方之後經由西方研究證實其效用並發揚光大，而中醫臨床證據較少，被奪去光環，這樣相當可惜。

產出方法

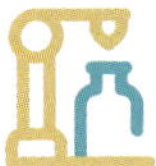

水蛭素的提取方法並不簡單，製作方法相當嚴謹，否則一些有害物質和致敏原有機會滲入在保健品中，對健康構成重大風險。保健原材料廠商先選擇適當的水蛭種類，如醫用水蛭 *Hirudo medicinalis* 或其他含有高濃度水蛭素的水蛭，再將水蛭的唾液腺分離出來，這是水蛭素的主要來源。通過機械配合化學方法破碎唾液腺細胞，釋放出內部的蛋白質，再從中分離出水蛭素。由於天然提取的水蛭素產量有限，現代生物技術已經開發出重組水蛭素的生產方法。這些方法包括基因工程技術，將水蛭素基因插入到細菌、酵母或哺乳動物細胞中，通過發酵大量生產水蛭素。不論是哪一種製成方式都好，進一步純化和濃縮水蛭素，以獲得高純度的產品是必須的，現時通常使用高效液相層析（HPLC）技術。過往水蛭素成品只有大約 150ATU（註：水蛭素的劑量並不以 mg 來說明劑量），現時的科技可以把水蛭素濃縮至 1200ATU 了。

保健應用

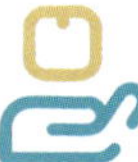

水蛭素是小數具有中西醫和保健科學三方認證的保健產品。水蛭素是目前已知最強效的天然抗凝血劑之一，相關研究顯示，水蛭素可以有效抑制凝血酶的活性，防止血液凝固，對於預防血栓形成具有重要意義。水蛭素在心血管疾病中具有很高應用價值。研究顯示，水蛭素可以減少心肌梗塞和中風的風險，改善血液循環，減少血栓形成。一些研究顯示，水蛭素還具有抗腫瘤作用，可以抑制腫瘤細胞的增殖和轉移，這可能與其抗炎特性有關。因水蛭素能促進血液循環和抗炎，為修口癒合提供了非常有利的條件，而傷口快速癒合還能減少疤痕形成，因此適合手術後，確認沒有出血風險時，作減少疤痕的美容類保健品服用。

留意到一些坊間有售水蛭素的廠商，把水蛭素產品包裝成血管清道夫。的確有研究顯示水蛭素是小數能溶解膽固醇沉積物的物質，單單服用水蛭素的功效還是有限，如果血管堵塞比較嚴重，還是建議諮詢醫生採取醫療程序。如果決定採用保健品來處理身體問題，則適宜配合其他功效相約的保健品，如蚓激酶、納豆激酶和紅石榴素等，增強針對血管堵塞的保健功效。

適合人士

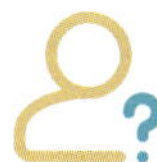

1. **有血栓風險的人士：**抗凝血功效能減少血液凝結。
2. **膽固醇過高人士：**能減少膽固醇凝固風險。
3. **血管問題患者：**增加血液流速，減少血管內凝固問題。

注意事項

1. **出血問題：**可能增加出血風險，特別是手術前後。
2. **藥物相互影響：**正在服用抗凝血藥物者應諮詢專業人士。
3. **過敏：**對蛋白質過敏者或有機會引起過敏反應。

宜
- 空肚服用，減少對保健品成分的破壞。
- 搭配提升新陳代謝保健品，如瑪卡或人參皂苷。

忌
- 與保健促效劑如胡椒素同時攝取，以免抗凝血功能大增。

蚓激酶

Lumbrokinase

蚓激酶（Lumbrokinase）是一種從蚯蚓中提取的酶類複合物，具有強效的纖維蛋白溶解和抗凝血作用。這種酶在傳統中醫中已有悠久的使用歷史。蚓激酶的使用可以追溯到中國古代，蚯蚓被用於治療多種疾病，如中風、心血管疾病和炎症等。現代科學研究進一步揭示了其在心血管健康和其他醫學領域的潛在應用。

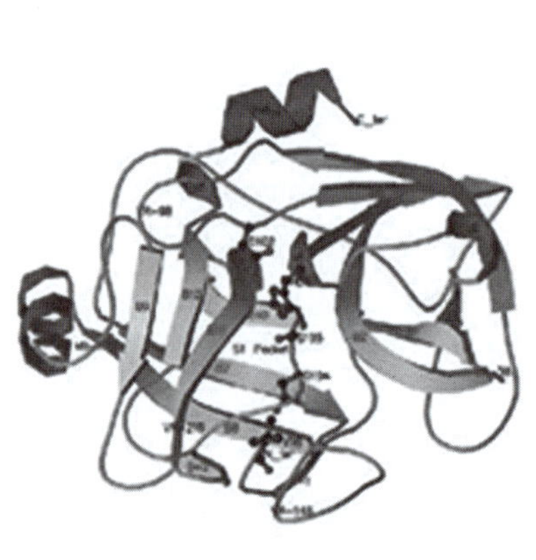

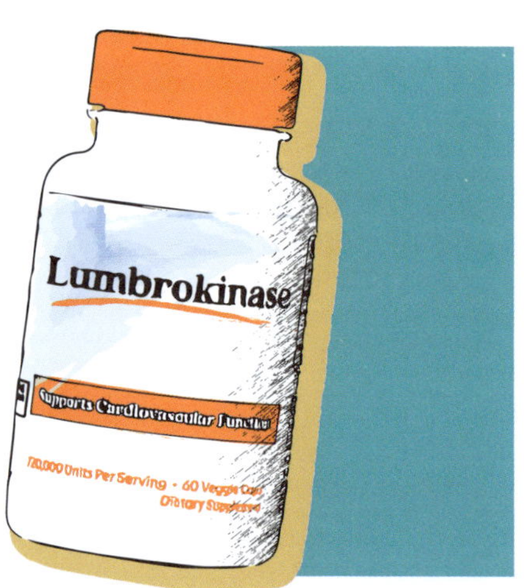

功效

1. **防止血栓形成：**特別蛋白成分防止血栓形成。
2. **促進血流：**有效成分能降低血液黏稠度。
3. **減少心血管疾病風險：**增加血液流速，減少沉積物形成。

蚓激酶和水蛭素一樣，屬於西方醫療並不喜歡的保健品，因為西方醫療學者並不相信水蛭和蚯蚓這些較低等的生物，它們的提取物對健康能有重大效益。加上這兩種生物其貌不揚，西方保健學者並未正視這兩種保健品。

產出方法

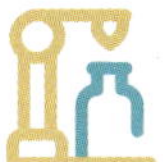

蚓激酶提取前，需要選擇適當的蚯蚓種類，如 *Lumbricus rubellus*，這是蚓激酶的主要來源。選好後，將蚯蚓清洗乾淨，去除泥土和雜質，然後進行消毒處理。隨後將蚯蚓乾燥並粉碎，使用適當的溶劑（如水或緩衝液）進行提取，獲得含有蚓激酶的粗提物，再通過離心方法去除固體雜質，獲得澄清的提取液。最後使用高效液相層析（HPLC），進一步純化蚓激酶，並把它濃縮成為我們使用的保健品。這裏需要提醒一下素食者，因為製作蚓激酶必須將蚯蚓殺死，因此很多素食者並不會選用這種保健品，轉移選用納豆激酶等植物抗凝血劑。

保健應用

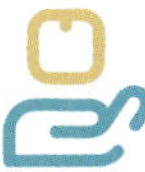

大量研究表明，蚓激酶具有多種醫學應用，包括溶解纖維蛋白、抗凝血、抗腫瘤和保護神經。資料顯示，蚓激酶具有強效的纖維蛋白溶解作用，可以分解血栓中的纖維蛋白，促進血栓的溶解和清除。研究表明，蚓激酶可以顯著降低血栓形成的風險，改善血液循環。另外，蚓激酶可以抑制血小板聚集和凝血酶的活性，具有抗凝血作用，這使其在心血管疾病方面也佔有一席位。蚓激酶也具有抗炎特性，可以降低炎症標誌物如 C-反應蛋白（CRP）和白細胞介素-6（IL-6）的水平，令發炎減少。綜合以上資料，我們可以見到服用了蚓激酶之後，可以減少血管內壁的沉積物形成，保障血管暢通，同時可以溶解已經沉積的纖維蛋白，令收窄了的血管再度開通。不過這裏需要留意的是，血管堵塞，一半是膽固醇沉積，另一半是纖維蛋白凝固在膽固醇沉積上，因此單單使用蚓激酶，是不能完完全全把血管沉積清空的，必須配合降膽固醇保健品，慢慢讓膽固醇沉積溶解，不過這不是一時三刻能夠達成的保健目標，需要點時間持之以恆才能成功。

適合人士

1. **膽固醇過高人士：**減低血栓形成，減低阻塞風險。
2. **有心血管病風險的人士：**降低血液黏稠度，減少阻塞。
3. **曾患小中風人士：**減低血管再度閉塞風險。

注意事項

1. **手術前注意：**可能增加出血風險，洗牙或小手術前也需暫停。
2. **藥物作用：**增加抗凝血藥物效能。
3. **過敏：**蛋白質過敏者可能引起過敏反應。

宜
- 配搭其他抗凝血產品，如水蛭素。
- 餐前服用，減低胃酸破壞。

忌
- 用於腸胃潰瘍者，避免增加內出血的風險。
- 與酒精同時攝取，避免吸收過快，影響成效。

納豆激酶

Nattokinase

納豆激酶（Nattokinase）是一種從日本傳統發酵食品納豆中提取的酶，具有強效的纖維蛋白溶解和抗凝血作用。納豆激酶在心血管健康和其他醫學領域越來越受重視。

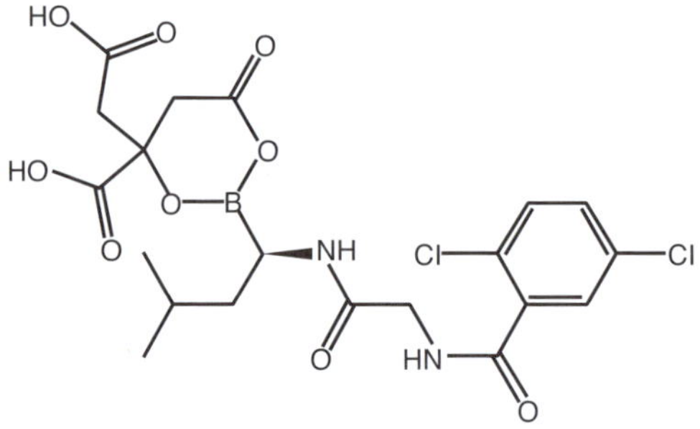

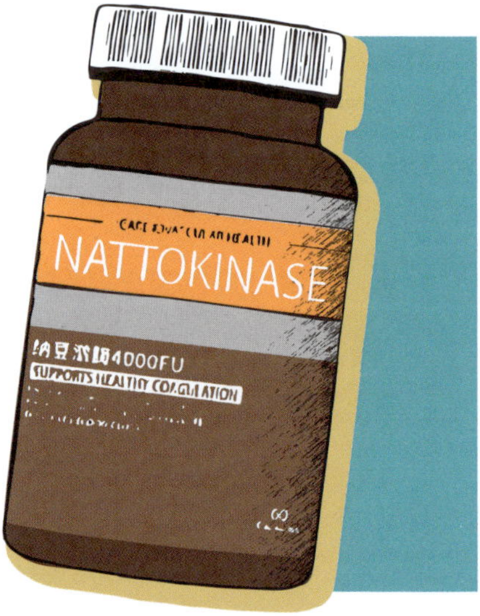

功效

1. **降低血液黏稠度：**改善血液循環，防止血栓形成。
2. **降低膽固醇水平：**活性成分能降低膽固醇，減低血管堵塞風險。
3. **抗炎抗氧化：**減輕血管內氧化問題，繼而減輕血管堵塞。

納豆是一種由大豆經過納豆菌（*Bacillus natto*）發酵而成的傳統日本食品。納豆激酶首次由日本科學家須見洋行（Hiroyuki Sumi）在 1980 年代發現，並被證實具有顯著的纖維蛋白溶解作用。自此以來，納豆激酶成為一種重要的天然抗凝血劑和保健品成分。

產出方法

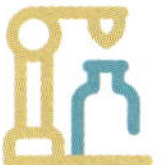

納豆激酶的提取首先由原財料選，選擇高品質的大豆和納豆菌作為發酵原料。將大豆浸泡、蒸煮，然後冷卻至適當溫度。將納豆菌接種到處理過的大豆中，並在適當的溫度和濕度條件下進行發酵，通常需要 24-48 小時。將發酵完成的納豆進行處理，通常包括攪拌和過濾，以獲得含有納豆激酶的液體部分。將純化的納豆激酶濃縮，然後進行冷凍乾燥或噴霧乾燥，製成粉末狀產品，便於保存和使用。

保健應用

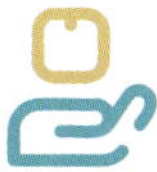

納豆激酶的健康效益，比其他動物性纖維溶解劑保健品更受人歡迎。因為不少用家是素食者，因此動物性纖維溶解劑保健品例如水蛭素和蚓激酶，素食者往往會避免，因此纖維溶解劑的選擇就只剩下納豆激酶了。

納豆激酶有纖維蛋白溶解作用，它可以分解血栓中的纖維蛋白，促進血栓的溶解和清除。研究顯示，納豆激酶可以顯著降低血栓形成的風險，改善血液循環。一份研究數據讓人驚嘆，服用納豆激酶 12 個月，在最佳的情況下血管阻塞物可以減少 36%。這讓不少血管堵塞的人滿懷希望，因為當血管堵塞達 70% 以上，醫生一般都會建議病人進行俗稱「通波仔」的手術，萬一病人拒絕手術，醫生一般會處方降膽固醇藥物讓堵塞減慢，但見有的藥物未能把這個情況逆轉，因此很多人就會尋找包括納豆激酶在內的植物性纖維溶解劑，希望可減低健康風險。

納豆激酶有抗凝血作用，可以抑制血小板聚集和凝血酶的活性，如果正在服用抗膽固醇藥物或薄血藥的朋友，切勿同一時間大劑量服用，亦要清楚認識出血風險，如有任何疑慮或不適，應尋求醫療意見。因納豆激酶有抗凝血作用，同時也有纖維溶解的功效，長久服用可以達到降血壓的效益，不過短期而言這個效益並不明顯，它並不如精氨酸和瓜氨酸般可以較快降低血壓，它需要把沉澱物分解，開通血管，才能對高血壓有幫助。

總括而言，納豆激酶最主要的功用為纖維蛋白溶解和抗凝血。不過需要謹記它的作用比較緩慢，大部分研究顯示需要 6 至 12 個月才能見到較明顯的健康功效。此外它的抗凝血效果也會和薄血藥有互動作用，因此應時常留意自己身體變化，服用此保健品亦避免過分激進，以免影響健康。

適合人士

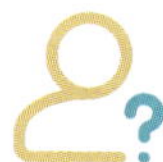

1. **高膽固醇人士：**降低膽固醇和血液黏稠度，減低血液凝固風險。
2. **需改善血液循環人士：**血液黏稠度減低令血液流速加快。

注意事項

1. **注意劑量：**過量服用可能增加出血風險。
2. **藥物作用：**有出血性疾病者應先諮詢專業人士。
3. **過敏：**對豆類製品有敏感者可能引起過敏反應。

宜
- 空腹服用，增加吸收比率。
- 配搭其他降膽固醇保健品同服。

忌
- 與其他抗凝血藥物同時使用，避免相互作用。

植物固醇

Plant Sterol

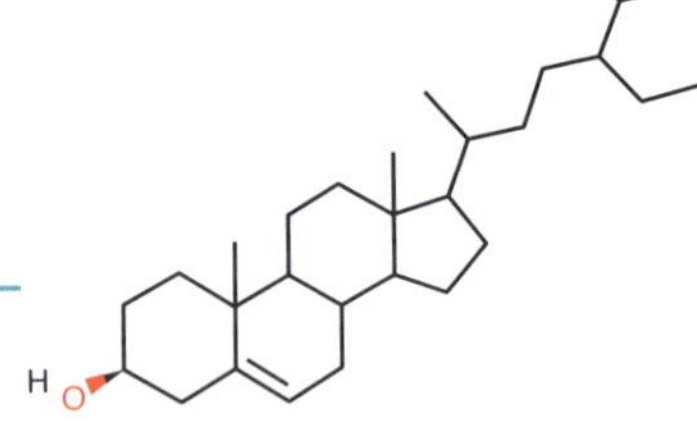

植物固醇（Plant sterol）是一類存在於植物中的天然化合物，結構類似於動物膽固醇。植物固醇在降低血液中的低密度脂蛋白膽固醇（LDL-C）水平方面具有顯著效果，因此在心血管健康和其他保健領域具有重要的保健價值。

功效

1. **降低膽固醇：**透過讓身體誤以為體內遊走的膽固醇很多，從而減少膽固醇製造。
2. **稀釋血液：**減低血液黏稠度，改善心血管健康。
3. **抗炎抗氧化：**植化素有抗炎和抗氧化作用。

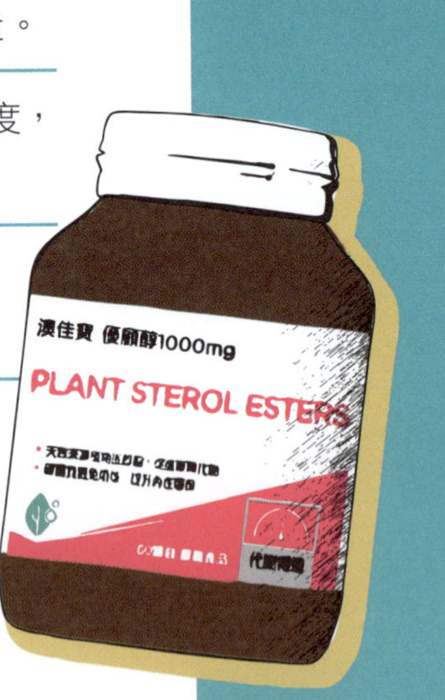

植物固醇主要存在於植物油、堅果、種子、穀物和蔬菜中。常見的植物固醇包括 β-谷甾醇（β-sitosterol）、豆甾醇（Stigmasterol）和菜油甾醇（Campesterol）。植物固醇的降膽固醇作用最早在 1950 年代被發現，及後的研究進一步證實了它在心血管健康領域中的健康益處，並被廣泛製成保健品、食品和飲品，把降膽固醇保健融入生活當中。

產出方法

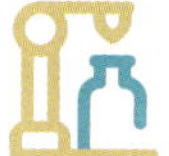

植物固醇的提取方法相當天然，開始是我們需要謹慎選擇原材料，保健原材料商會選擇富含植物固醇的植物原料，如植物油（如大豆油、菜籽油）、穀物（如粟米、小麥）和堅果（如杏仁、核桃），再將植物原料粉碎，使用適當的溶劑（如乙醇、己烷）進行提取，獲得含有植物固醇的粗提物。這裏需要涉及到化工步驟了，將粗提物進行皂化反應，將脂肪酸轉化為肥皂，從而分離出植物固醇。將純化的植物固醇濃縮，然後進行乾燥，製成粉末狀或結晶狀，就成為了我們現在使用的保健品了。有一些食品商會把這些成品加進食物或飲品內，讓大家日常飲食都能攝取到植物固醇，降低各位都市人患上高膽固醇症的風險。

保健應用

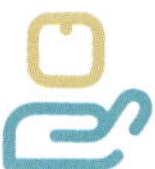

針對植物固醇的臨床應用，主要落在降膽固醇和心血管健康上。降膽固醇作用方面，植物固醇可以競爭性地抑制腸道對膽固醇的吸收，從而降低血液中的低密度脂蛋白膽固醇（LDL-C）水平。基於植物固醇的結構很像動物類固醇，它們能夠巧妙利用身體的負反饋機制，用身體錯誤以為血液中遊走的膽固醇很多，因此減低膽固醇的產出。最後植物固醇會經過肝腎排出，即時在身體停留停期間也不會對血管構成傷害，更不會沉積在血管上。研究顯示，每天攝入 2-3 克植物固醇可以降低約 10-15% 的 LDL-C 水平，這個宣稱也已經出現在很多超市有售的相關乳酪和飲品包裝上。由於植物固醇的降膽固醇作用，它們在應對心血管疾病方面可説是很有效益的。降低 LDL-C 水平可以減少動脈粥樣硬化和心血管事件的風險，同時也能廣泛性減低和血管相關的炎症。當炎症減少，膽固醇沉積在血管受傷位置的機會也隨之減少，所以能普遍性減輕膽固醇沉積令血管收窄的風險。

需要提醒一下各位的是，植物固醇對降低壞膽固醇的研究是比較充足的，可是對於降低總膽固醇的研究比較有限；亦有一些初步證據顯示，當停止服用植物固醇後，身體會再次增加製作膽固醇，令膽固醇水平回復至未服用植物固醇前的水平。因此現代的保健學者普遍會用魚油和大蒜油等能提升高密度膽固醇的保健品，結合植物固醇一同使用，加速降低低密度膽固醇的水平，同時達至更長久的降醇成效。植物固醇其中一個最大的好處是能普遍添加在食物和飲品當中，真正做到保健在生活，而不是需要額外吞服藥丸去達至保健功效，讓我們的保健工作多一個選擇。

適合人士

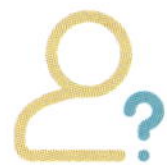

1. **有高膽固醇的人士：**減少體內膽固醇製造。
2. **有心血管疾病人士：**減少膽固醇凝結，保持血管暢通。
3. **服用抗凝血藥人士：**植物固醇並不會增加出血風險，對服用抗凝血藥人士友善。

注意事項

1. 過量攝取可能影響脂溶性維他命（如維他命A、D、E、K）的吸收。
2. 需持之以恆地長期服用。
3. 過量服用會引起腸胃不適及肚瀉。

宜
- 宜隨餐服用，含較少油脂的膳食更佳。
- 宜作為飲品飲用。

忌
- 忌與高脂肪飲食同時攝取，可能減低植物固醇的效果。

佛手柑

Bergamot

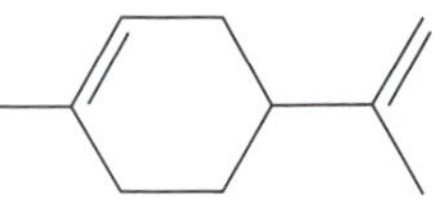

佛手柑（Bergamot）是一種柑橘類水果，主要生長於地中海地區，尤其是意大利的卡拉布里亞地區。佛手柑以其獨特的香氣和多種健康益處而聞名，廣泛應用於食品、香水、化妝品和保健品中。

功效

1. **改善消化**：緩解消化不良和胃腸脹氣。
2. **抵抗感染**：具有抗菌和抗病毒作用，增強免疫系統。
3. **寧神鎮靜**：緩解焦慮和壓力。
4. **降膽固醇**：活性化合物能阻礙膽固醇吸收。

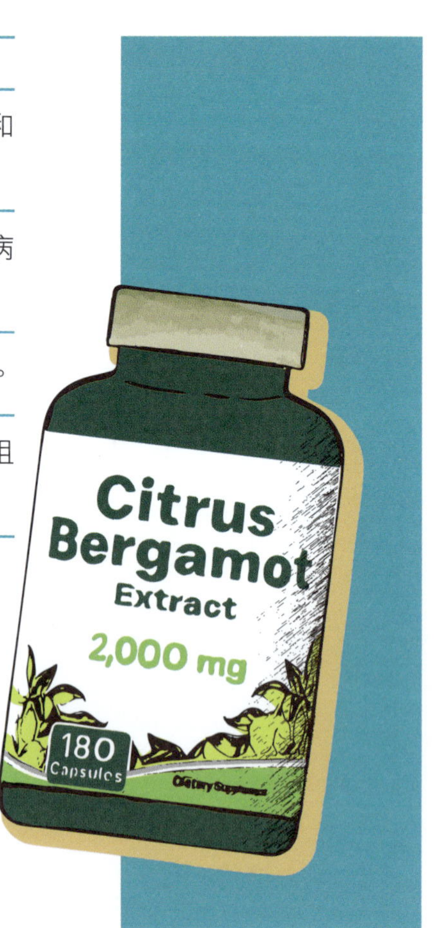

佛手柑的歷史可以追溯到 18 世紀，當時它首次在意大利被廣泛種植。佛手柑的果皮含有豐富的精油，這些精油具有獨特的香氣和多種生物活性成分。佛手柑精油在香水和食品工業中具有重要地位，特別是在調製伯爵茶中。

產出方法

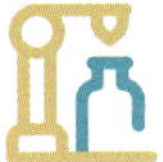

佛手柑的提取比較簡單，原材料是決定它的保健成效其中一個決定性因素。果農會選擇成熟的佛手柑果實，通常在每年的 11 月至 3 月之間收穫會比較好，因為季節性的影響，不同產地的佛手柑保健品會有週期性缺貨的情況出現。佛手柑被採收後，將佛手柑果實清洗乾淨，然後剝去果皮，我們需要知道佛手柑的保健成分是在果皮上。事實上有很多保健品的成效都在果皮而非果肉上，例如橙、柚子和提子，它們的皮都能產出不同的保健品，因此平常吃水果時如果不太難吃，應連皮食用。將果皮進行冷壓處理，保留佛手柑精華中的活性成分和香氣。純化後的佛手柑需要儲存在避光、低溫的環境中，以保持其活性和香氣，然後進行包裝，便於銷售和使用。

保健應用

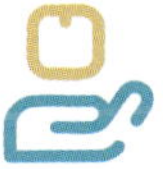

佛手柑具有多種醫學應用，因為佛手柑也有作為美容用的精油使用，因此比較多研究集中於精神緊張類別，但是它結合降膽固醇藥物使用，降膽固醇效果也是非常顯著的。佛手柑含有豐富的抗氧化成分，如黃酮類化合物和維他命 C，這些成分可以中和自由基，減少氧化應

激，保護細胞免受損傷，也因此具有抗炎特性，可以減少體內的炎症反應，這對於預防慢性炎症很有益處。一般植物果實外皮都有不同類型的抗菌和抗病毒作用，而佛手柑精油具有廣譜的抗菌和抗病毒活性，可以抑制多種病原微生物的生長。在外用上可以減低皮膚敏感和感染；內服則可以減低腸胃發炎風險，促進其他營養和保健品吸收進體內的比率。

説到最重要的心血管健康，有些研究顯示，佛手柑可能具有降血壓和降血脂作用，最值得我們關注的是當佛手柑和朝鮮薊這兩種保健品結合他汀類降膽固醇藥物一起使用時，它們能夠強化藥物的功效，讓膽固醇水平降得更低。這個發現有兩個重要意義，第一，如果有人決定不服用西藥，服用佛手柑和朝鮮薊的組合，可作為另類選擇。如果決定服用降膽固醇藥，當處理成效不彰時，醫生好可能會加大藥物劑量，有機會導致如肌肉痛和肝酵素提升等嚴重副作用。佛手柑和朝鮮薊與西藥同服，西藥不用加大劑量，從而減少副作用。所以保健學者了解到求助者想用保健品來降膽固醇，第一句一定是問他們有沒有正在服用他汀類藥物，有與沒有，處理的方向是截然不同的。

適合人士

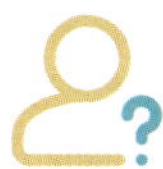

1. **有消化問題人士：**能減輕腸胃脹氣，幫助消化。
2. **焦慮緊張人士：**能舒解壓力，減輕壓力性疾病和症狀。
3. **有高膽固醇問題人士：**活性化合物能阻礙膽固醇吸收。

注意事項

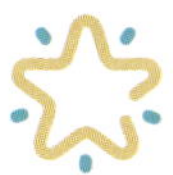

1. **潛在副作用：**可能引起光敏反應，使用後避免直接暴露在陽光下。
2. **腸胃不適：**過量使用可能引起腸胃不適，如腹痛、腹瀉等。

宜
- 宜配搭降膽固醇保健品使用，配搭朝鮮薊更佳。
- 宜配搭控油減脂保健品使用，如甲殼素。

忌
- 忌與治療腸胃炎藥物一同使用。

朝鮮薊

Artichoke

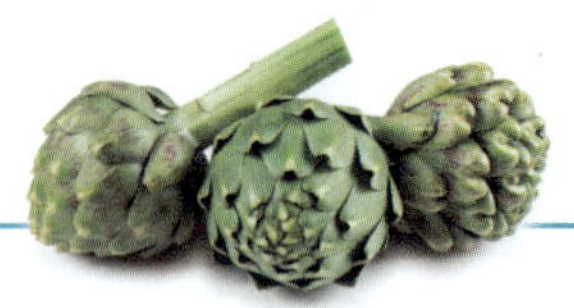

朝鮮薊（Artichoke），是一種多年生草本植物，屬於菊科。它原產於地中海地區，現在廣泛種植於世界各地。朝鮮薊以其獨特的風味和多種健康益處而受到廣泛關注，特別是在歐洲和地中海飲食中。朝鮮薊的食用歷史可以追溯到古希臘和古羅馬時期。它的花蕾和嫩葉是主要的食用部分，通常在烹飪中用作蔬菜。朝鮮薊富含多種營養成分，包括纖維、維他命C、維他命K、葉酸和多種礦物質。此外，朝鮮薊還含有多種生物活性化合物，如咖啡酸、綠原酸和黃酮類化合物，這些成分具有多種健康益處。

功效

1. **有益肝臟**：改善肝臟健康，促進肝細胞再生。
2. **降膽固醇**：降低血液中的總膽固醇和低密度脂蛋白膽固醇（LDL-C）。
3. **改善消化**：緩解消化不良和腸胃脹氣。

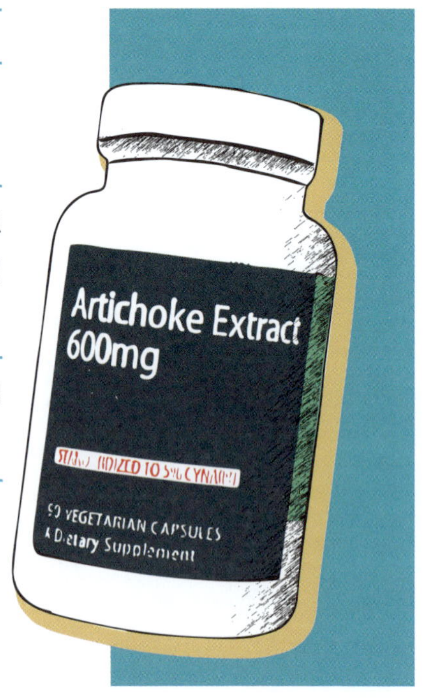

朝鮮薊的重要保健成分內置於花蕾和葉，因此原材料的選擇非常重要，選擇新鮮的朝鮮薊花蕾和嫩葉，通常在春季和秋季收穫的較佳。和佛手柑不同的是，朝鮮薊一般產於地中海附近地區，對氣候還境有一定要求，不像佛手柑一樣有分北半球和南半球種植，因此市場上收成小的話其實是很容易缺貨的。

產出方法

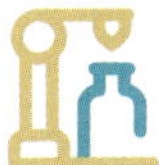

提取前將朝鮮薊清洗乾淨，去除外層硬葉和尖刺，然後切割成適當大小。將朝鮮薊放入水中煮沸，這樣才能把保健成分釋出。朝鮮薊的保健成分很耐高溫，而事實上它對於極端的環境抗性也很高，包括消化道內的環境，朝鮮薊可輕易駕馭。提取朝鮮薊成分的技術為超臨界流體提取法，使用超臨界二氧化碳作為溶劑，提取朝鮮薊中的活性成分，這種方法具有高效和環保的優點。純化後的朝鮮薊提取物需要儲存在避光、低溫的環境中，以保持其活性。

保健應用

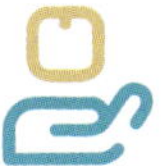

針對朝鮮薊的健康研究相當多，發現朝鮮薊具有多種醫學應用，包括肝臟保護作用，因朝鮮薊提取物中的咖啡酸和綠原酸具有抗氧化和抗炎特性，可以保護肝臟細胞免受損傷，促進肝臟健康。研究表明，朝鮮薊提取物可以減少肝臟酶的水平，改善肝功能。最讓人注目的莫過於它降膽固醇作用了，朝鮮薊提取物可以降低血液中的總膽固醇和 LDL-C 水平，從而減少心血管疾病的風險。有研究顯示，每天攝取朝鮮薊提取物可以顯著降低膽固醇水平，當結合佛手柑一起使用的話降膽固醇的效果將更為顯著。若果病人正在服用他汀類藥物，加上佛手柑和朝鮮薊的話，降膽固醇功能會進一步提升。除了直接在血液中降膽固醇水平，朝鮮薊憑藉高纖維量，可以在腸胃內把油脂和膽固醇包裹起來，讓接觸到腸胃壁的油脂和膽固醇大減，大幅減低它們進入血液循環的機會，為高血脂和高膽固醇正作出有效預防。順帶一提，朝鮮薊除了包裹着油和膽固醇之外，也會包裹着糖，因此也能做到血糖調控功效。另有一些研究顯示，朝鮮薊提取物可以改善胰島素敏感性，這對於糖尿病患者具有潛在益處。

朝鮮薊雖然有多種健康效益，可是在各個領域範疇上它都未能處於第一線保健用品，反而在不同範疇上都能輔助該領域的保健品作出更佳保健效益。針對降膽固醇者範疇上，朝鮮薊結合佛手柑的組合，被單獨使用朝鮮薊的降膽固醇成效好更多。如希望以保健方法處理身體症狀和不適，建議先諮詢保健專家。

適合人士

1. **有肝臟問題的人士：**透過促進細胞再生，讓肝臟恢復活力。
2. **高膽固醇人士：**活性成分能降低膽固醇水平。
3. **消化不良人士：**緩解胃氣脹，讓消化更順利。

注意事項

1. **服用劑量：**服用過量有機會引起腸胃不適。
2. **肝膽問題：**有膽結石或膽道阻塞問題者應諮詢專業人士。

宜
- 宜配合佛手柑一同服用。
- 宜搭配纖維高食物服用。

忌
- 忌與瀉藥同服。
- 忌與酒精同時攝取，避免對肝臟帶來雙重負擔。

第五章

維他命類

- 維他命 A
- 製血相關的維他命 B 雜（B6, B9, B12）
- 其他 B 雜成員的獨特功能
- 被除名的 B 雜成員
- 維他命 C
- 維他命 D
- 維他命 E
- 維他命 K

維他命 A

Vitamin A

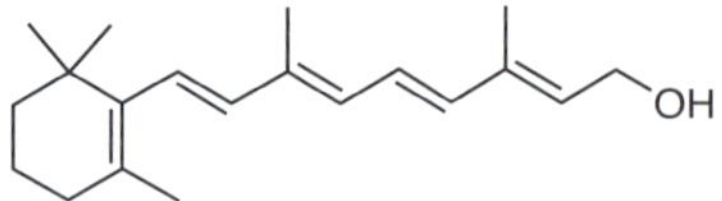

維他命 A 是一種脂溶性維他命，對於視力、免疫功能、細胞增殖和分化、皮膚健康等多方面的生理功能至關重要。維他命 A 主要存在於兩種形式：視黃醇（Retinol）和類胡蘿蔔素（Carotenoids）。視黃醇主要來自動物性食物，而類胡蘿蔔素則來自植物性食物。

功效

1. **促進視力健康：**能預防夜盲症和乾眼症。
2. **促進皮膚健康：**促進表皮和黏膜的健康，防止乾燥、損傷和皮膚爆裂。
3. **促進細胞重生：**參與細胞生長和分化，促進正常細胞的更替。

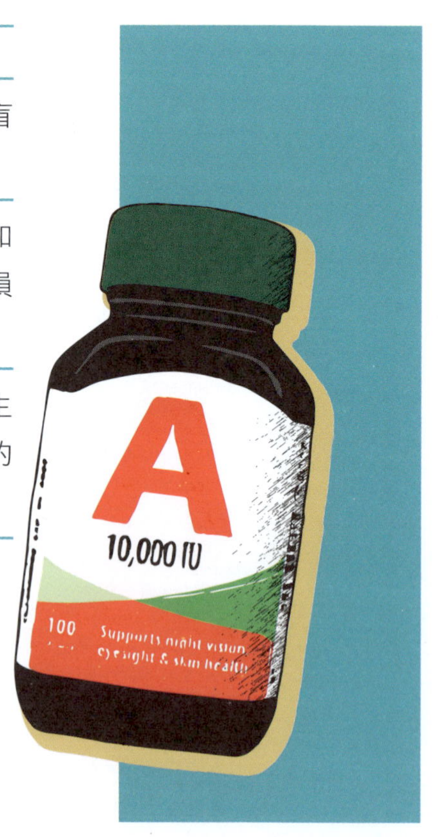

維他命 A 的發現可以追溯到 20 世紀初，當時科學家發現某些食物中的成分對於維持視力和生長發育至關重要。隨後的研究證實，這些成分就是維他命 A。維他命 A 在人體內主要儲存在肝臟中，並在需要時釋放到血液中以供應全身各組織。時至今日在小學生的常識書中，也能見到相關內容，教導學生缺乏維他命 A 會導致夜盲症，又讓患上其他眼疾的機會增加。

產出方法

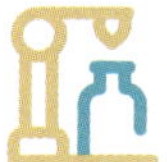

要提取維他命 A 需要先從原材料着手。原料選擇方面，肝臟、魚肝油、乳製品和蛋黃等動物性食物是視黃醇的主要來源；胡蘿蔔、菠菜、甘薯和其他深綠色或橙色蔬菜和水果是類胡蘿蔔素的主要來源。動物性來源一般會選擇魚肝，會透過冷壓把魚肝油逼出，再從中提取視黃醇進行濃縮和純化。植物性來源的提取會從植物中提取類胡蘿蔔素，通常使用有機溶劑如乙醇或丙酮進行提取，然後通過濃縮和純化得到高純度的類胡蘿蔔素。現今市面上有近半數的維他命 A 是通過化學合成的，其純度和質素都更有保證，因為不受原材料質素所影響，但有些追求純天然的用家就會拒絕這些化學合成品。維他命 A 需要儲存在避光、陰涼的環境中，以防止氧化和降解，因此切勿把維他命 A 長期暴露於空氣和有日照的地方。

保健應用

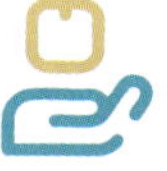

針對維他命 A 的臨床科研非常多，最主要的研究範疇都是在視力保護這一類。研究解釋維他命 A 是視紫質（Rhodopsin）的重要組成部分，

視紫質是視網膜中感光細胞的重要成分。維他命 A 本來是脂溶性保健品，能在眼球表面鋪上一層油膜，讓眼淚水能較長時間接觸眼球，亦隔絕了外間乾燥空氣抽乾眼淚水，因此對乾眼症很有幫助。夜盲症方面，維他命 A 對細胞增殖和分化十分重要，特別是針對眼部的細胞，包括視神經等重要支持視力的細胞和視網膜上的感光細胞，讓它們能正常生長發育和在過度使用時作出受損後的修補。除了眼部組織，維他命 A 對皮膚健康都相當重要。它能促進皮膚細胞的更新和修復，減少皮膚乾燥和角化過度。同時它也有一定的消炎功能，因此常被用來處理乾性濕疹和皮膚發炎，也有人用來減淡皺紋和色斑。

有一點需要注意，由於維他命 A 的高濃度和活性成分，使用時需要特別注意劑量和使用方法，以確保安全和有效。過量攝入維他命 A 可能會導不良反應，特別是對於孕婦，使用需要更加謹慎。西藥用來治療皮膚發炎和暗瘡的視黃醇，有科研證據證實會導致畸胎，因此如果懷孕或準備懷孕的婦女，必須告知皮膚科醫生，以免醫生處方視黃醇，影響胎兒發展。維他命 A 作為視黃醇的近親，也有類似的情況，因此如已懷孕或準備懷孕的話，保健專家一般都會建議拒絕使用維他命 A，轉移尋找其他替代品。

適合人士

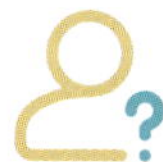

1. **有視力問題或夜盲症人士：** 促進視覺細胞發展，改善視力。
2. **皮膚病或濕疹人士：** 幫助皮膚進行消炎抗原工作。
3. **發育中的兒童和青少年：** 促進細胞分化，支持高速成長的兒童和青少年。

注意事項

1. **服用時長：** 長期高劑量攝取可能導致肝臟損傷。

宜
- 宜隨餐服用，以增加吸收效果。
- 宜搭配非脂溶性護眼保健品，如葉黃素和山桑子。

忌
- 忌過量攝取，可能引起中毒和健康問題。
- 忌於懷孕時服用。

製血相關的維他命 B 雜（B_6, B_9, B_{12}）

Vitamin B Complex

維他命 B 雜（內地和台灣稱為 B 群）的家族一共有 8 種，每一種都對維持我們的生命健康舉足輕重，不可或缺。事實上，維他命有其定義，就是「維持生命的必須元素」，因此可見八種維他命 B 各司其職，而當中負責掌管我們製造血液的就有 3 種，分別是 B_6、B_9 和 B_{12}。

功效

1. **B_6：**參與紅血球的生成，幫助蛋白質和氨基酸代謝。
2. **B_9（葉酸）：**預防貧血，支持 DNA 合成和細胞分裂。
3. **B_{12}：**參與紅血球的生成，維持神經系統健康，幫助 DNA 合成。

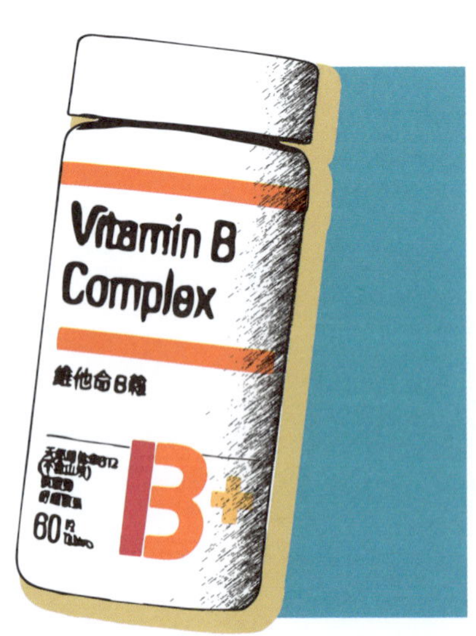

概覽

維他命 B_6（Pyridoxine）

不說不知道，原來維他命 B_6 的命名由來，是因為這種維他命有 6 種天然存在的化學形式。不論維他命 B_6 以哪一種化學形式天然存在，最後他們都可以轉變成 PLP (Pyridoxal-5-Phosphate)，而 PLP 以輔助因子形式參與身體內超過 100 種轉化酶的工作，幫助身體正常運作。PLP 參與的其中一種轉化酶工作，就是參與血基質（Heme group）的運作。PLP 能加速血基質的合成，並強化血基質抓合氧元素的能力，讓紅血球能從肺內穩定地拿走氧氣，再到身體遠端把氧氣釋放，讓身體的遠端有足夠的氧氣進行正常運作。有研究指出，身體遠端發生毛病和維他命 B_6 不足有直接關係，例如香港腳或痛風，有機會是因為血基質未能把足夠的氧氣帶到腳的最遠端，讓該區的自然療癒機制未能有效發揮而形成疾病。

維他命 B_9（Folic Acid）

很多人都不知道維他命 B_9 就是葉酸。缺乏葉酸會出現巨幼細胞貧血（Megaloblastic Anaemia）。當我們服食葉酸後，它會經過一連串的化學轉化作用，最後轉變成一種製血輔助因子 THF。這製血輔助因子能幫助 DNA 和 RNA 進行製血轉錄過程，讓身體能順利地製出血液。一般而言我們能從食物當中攝取葉酸，可是在正常情況下，我們的吸收量亦低於身體所需。如果我們還有酗酒習慣，消化不良或偏食等問題而影響營養吸收，我們吸收的葉酸就有機會不能滿足身體製血所需，最後造成貧血。此外如果女性懷孕，身體本來不足的葉酸還需要分給嬰兒，讓嬰兒自己製造他的血液，這樣就會令本來就不足的葉酸更加稀少，令孕婦和她的嬰兒都有危險。因此補充葉酸已成為很多國家照顧孕婦的主流方法之一，足見葉酸對人體健康的重要性。

維他命 B_{12}（Cobalamin）

維他命 B_{12} 同樣參與血液製作工作，以及維持血液健康。科學家已確認當維他命 B_{12} 缺乏的時候，身體會出現惡性貧血（Pernicious anaemia），患者的紅血球會比正常的大，令紅血球未能正常攜帶氧氣，令患者發生易累、易病和一系列和血液不足而引起的疾病。科學家發現，當人類缺乏維他命 B_{12} 時，將會嚴重影響 DNA 製作出來的血液品質。免疫細胞會作出攻擊，很快就會進入編程性細胞死亡（Apotosis）的過程。當細胞死亡時，身體除了沒有足夠的血液進行正常運作外，還會耗費大量能量，去回收鐵質和其餘的組成部分來循環使用。這個過快死亡又再生的循環，令患者易累易病，對健康造成很大影響。值得一提的是，維他命 B_{12} 必須藉着服用動物肉類來獲得，因此嚴重偏食者或茹素者較大機會患上惡性貧血。

適合人士

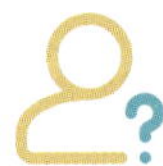

1. **有貧血人士：**製血相關的維他命 B 能協助生產紅血球。
2. **懷孕婦女：**葉酸有助嬰兒健康發展。
3. **素食者：**維他命 B_{12} 必須從肉類吸收，素食者需服用補充品。

注意事項

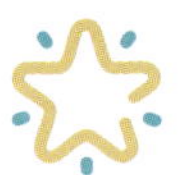

1. **攝取份量：**攝取過量維他命 B_6 可能引起神經損傷。
2. **特定人士攝取量：**懷孕和哺乳期婦女應特別注意葉酸的攝取量，備孕用 400mcg，懷孕期間用 600mcg。

宜
- 宜用作日常保健。
- 宜空肚服用。

忌
- 忌與某些藥物同時服用，如化療藥和血壓藥等，服用前需諮詢專業人士。

其他 B 雜成員的獨特功能

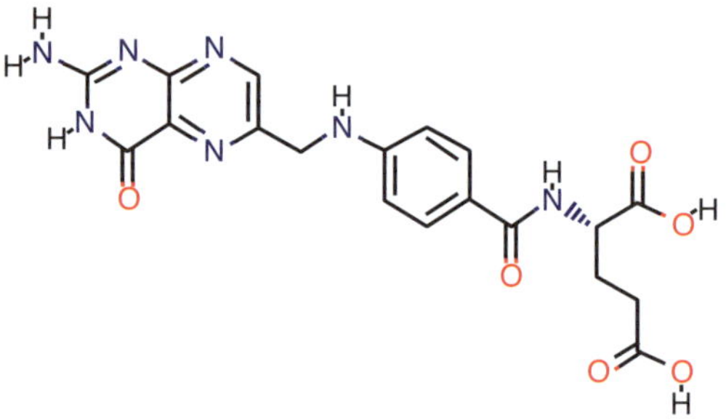

維他命 B 雜是一組水溶性維他命，對於能量代謝、神經功能、紅血球生成和 DNA 合成等多方面的生理功能至關重要。維他命 B 雜包括以下成員：B_1（硫氨素）、B_2（核黃素）、B_3（菸鹼酸）、B_5（泛酸）、B_6（吡哆醇）、B_7（生物素）、B_9（葉酸）和 B_{12}（鈷氨素）。和製血有關的 B_6、B_9 和 B_{12}，已在另一專題文章討論。

功效

1. **維他命 B_1：** 幫助碳水化合物代謝，維持神經系統健康。
2. **維他命 B_2：** 參與能量代謝，維持皮膚和眼睛健康。
3. **維他命 B_3：** 幫助能量代謝，維持皮膚健康，抗衰老。
4. **維他命 B_5：** 參與脂肪和碳水化合物代謝，支持荷爾蒙合成。
5. **維他命 B_7：** 促進頭髮、皮膚和指甲健康，參與碳水化合物和脂肪代謝。

概覽

維他命 B_1（硫氨素，Thiamine）

維他命 B1（硫氨素，Thiamine）是第一個被發現的維他命 B，對於碳水化合物代謝和神經功能至關重要。缺乏硫氨素會導致腳氣病（Beriberi）和韋尼克 - 科爾薩科夫綜合症（Wernicke-Korsakoff syndrome）。硫氨素在能量代謝中作為輔酶並參與多種酶反應，特別是丙酮酸脫氫酶和 α - 酮戊二酸脫氫酶。保健學上一般會提供維他命 B_1 予經常飲酒者作解酒護肝之用，如長者需要增磅，或腸胃吸收或身體機能較差，我們也會建議他服用為他命 B_1。

維他命 B_2（核黃素，Riboflavin）

維他命 B2（核黃素，Riboflavin）是能量代謝和抗氧化反應中的重要輔酶。缺乏核黃素會導致口角炎、舌炎和皮膚病變。核黃素在體內能轉化為 FAD（黃素腺嘌呤二核苷酸）和 FMN（黃素單核苷酸），這兩種物質參與多種氧化還原反應，因此可說是沒有維他命 B_2，身體內的氧化還原反應就會停滯，變成只有被氧化而沒有抗氧化的能力，讓身體快速衰老，受傷受損的細胞不能復原，最後產生多重器官衰竭，嚴重影響身體健康。當你服用維他命 B_2 之後，尿液會變成鮮黃色，可見它是水溶性保健品，並且大量存在於尿液之中。保健學者一般用它來處理腎臟，輸尿管和膀胱的炎症，結合如尿石素 A (Urolithin A) 等大量留存在泌尿系統中的逆齡抗衰老保健品，對提升泌尿系統的健康十分有幫助。

維他命 B_3（菸鹼酸，Niacin）

維他命 B3（菸鹼酸，Niacin）在能量代謝和 DNA 修復中起重要作用。缺乏菸鹼酸會導致糙皮病（Pellagra）。維他命 B_3 可說是近來被討論得最多的維他命 B 之一，這是因為另一種熱門保逆齡抗衰老保健品 NMN 是它的近親，當 NMN 被分解後會生成很多維他命 B_3，亦有人提倡單純服用為他命 B_3 來取代 NMN，造成一時熱話。在保健學上，維他命 B_3 的確有些微逆齡抗衰老功能，能增加細胞能量產出和使用功率。不過最為人熟悉的反而是降膽固醇功能，研究發現高劑量維他命 B_3 能有效降低膽固醇水平，不過有一副作用比較明顯，就是大部分服用它的人都會產生面紅，這樣令很多人卻步。現時坊間有維他命 B_3 的不面紅配方，可是功效卻大打折扣，各位用家需要依從自己的保健需要來選擇適合你的保健品了。

維他命 B_5（泛酸，Pantothenic Acid）

維他命 B5（泛酸，Pantothenic Acid）是輔酶 A（CoA）的前體，對於脂肪酸代謝和能量生成至關重要。缺乏泛酸會導致疲勞、頭痛和消化不良。維他命 B_5 主要功用在美容和消脂減肥上，因為這維他命傾向依附在表皮細胞和皮下脂肪中，針對皮下脂肪作脂肪分解的作用，因此常被美容廠商加進護膚品中，局部用在皮膚上能有美白抗皺功效，護膚品中的配方亦能讓維他命 B_5 穿透皮膚，到達皮下脂肪作出分解功能，是護膚品和美容品不可或缺的成分。

維他命 B_7（生物素，Biotin）

這維他命 B 雜的成員較少用維他命來稱呼，大家都喜歡直呼其名「生物素」。缺乏生物素會導致皮膚病變、脫髮和神經系統問題，是少數只屬於髮甲膚專科的保健品。它在保健應用中，常作為生髮和護甲的基礎配方，因為它能促進脂肪酸和氨基酸代謝，讓到達指甲和頭髮的營養元素能加以應用，在配合其他專科保健品，如生髮的用迷迭香和馬尾草等，將能把保健成效加大，在相當難處理的髮甲膚專科中，不能缺少的重要元素。

適合人士

1. **容易疲勞的人士：**促進能量代謝，增加能量儲備。
2. **有皮膚、頭髮或指甲問題的人：**維他命 B_7 是生髮最重要的保健品之一。
3. **需要日常保健人士：**B 雜各有用途，適合日常保健。

注意事項

1. **常見副作用：**過量攝取某些維他命 B 可能引起不良反應，如維他命 B_3 過量可能引起皮膚潮紅。
2. **藥物作用：**可能與某些藥物相互作用，特別是神經類藥物，需諮詢專業人士。
3. **孕婦注意：**懷孕和哺乳期婦女應特別注意維他命 B 的攝取量，一般增加最少 30%。

宜
- 宜隨餐服用，以增加吸收效果。
- 宜作日常保健，每天服用。

忌
- 忌讓授乳女士服用，因為會經母乳傳給嬰兒。

被除名的 B 雜成員

很多人都會覺得奇怪，為甚麼維他命 B 雜數字由 1 到 12，但現有的維他命 B 只有 8 種，那麼剩餘的 4 種是甚麼呢？B 雜的過往成員包括 B_4（腺嘌呤）、B_8（肌醇）、B_{10}（對氨基苯甲酸，PABA）和 B_{11}（左旋肉鹼）。這些成員曾經被認為是維他命 B 雜的一部分，但後來由於各種原因被重新分類或不再被認為是必需的維他命。

功效

1. **維他命 B_4：** 參與 DNA 和 RNA 的合成，支持細胞能量代謝。
2. **維他命 B_8：** 支持細胞膜健康，參與脂肪代謝，調節神經傳導。
3. **維他命 B_{10}：** 支持皮膚健康，參與葉酸代謝。
4. **維他命 B_{11}：** 支持脂肪代謝，促進能量生成。

維他命 B_4（腺嘌呤，Adenine）是一種核苷酸，對於 DNA 和 RNA 的合成至關重要。它在能量代謝中也起着重要作用，特別是在 ATP（腺苷三磷酸）的生成中。ATP 的 A 就是 Adenine，而 ATP 分解產出能量會變成 ADP 和 AMP，可見腺苷這個部分是用來維繫着能量，讓它們在適當的時候發放出來。那為甚麼在 B 雜中除名呢？那是因為它能夠在身體內重複使用，違反了「必須從食物中攝取」的原則，但它是非常重要的，而腺苷本身也有壽命，當它壽命耗盡後還是需要補充的，因此定期補充腺苷對能量產出十分有幫助，否則再多的逆齡抗衰老保健品，甚麼 NMM、麥角硫因、胡蘆巴鹼等等，根本無用武之地。

維他命 B_8（肌醇，Inositol）是一種碳水化合物，對於細胞膜的結構和信號傳導至關重要。它在脂肪代謝和胰島素信號傳導中也起着重要作用。在保健學應用上，肌醇常被用於多囊卵巢綜合症（PCOS）、焦慮症和抑鬱症，它還有助於改善胰島素敏感性和脂肪代謝。正因為他有着脂肪代謝和影響胰島素信號的作用，現時一些 B 雜也包含肌醇在內。它還有一個特別之處，就是針對多囊卵巢綜合症的功能了。現時常用的保健品中，針對多囊卵巢綜合症的保健品十分之少，肌醇有效配合其他婦科保健品，例如黑升麻、聖潔莓等，為多囊卵巢綜合症的處理提供更大彈性。

維他命 B_{10}（對氨基苯甲酸，PABA）是一種有機化合物，它在葉酸的合成中起到輔助作用。在保健學上的應用，PABA 會用於皮膚病變和灰髮，但其效果到目前還是有些保留的。為甚麼一些 B 雜中還看見到它的蹤影？那是因為它是少數能處理皮膚病變和灰髮問題的保健品，而它所屬的髮甲膚專科，能針對頭髮的保健品並不多，因此它能輔助現有的髮甲膚保健品，讓護理成效能有所增加。

維他命 B_{11}（左旋肉鹼，L-Carnitine）是一種氨基酸衍生物，對於脂肪酸的運輸和能量生成至關重要。它在脂肪代謝中起到關鍵作用。左旋肉鹼常被用於增強運動表現、減少疲勞和改善心臟健康。在保健學的應用上，它主要的用途在於消解皮下脂肪，把脂肪加快轉變為能量，既能提升日常工作成效，也很能顯著減少四肢多餘的贅肉，很受減肥用家和健身用家歡迎。順帶一提，左旋肉鹼還有另一形態，稱謂 Acetyl-L-Carnitine，憑着它巧妙地穿越血腦屏障進入腦部，讓平時只靠葡萄糖運作的腦部多了脂肪這種能量源，能促進腦部運作，減緩腦退化和失智等症狀，常被用於配合銀杏和腦磷脂等腦科保健品，來處理不明痛症和神經傳導病變。

適合人士

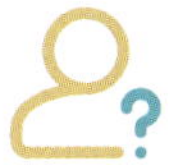

1. **需要逆齡抗衰老人士：**支持細胞能量代謝和 DNA 合成。
2. **需要美容人士：**追求皮膚健康和抗氧化保健的人。

注意事項

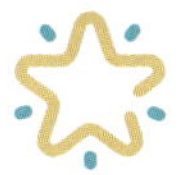

1. **按需要才服：**這些被除名的維他命 B 通常不被認為是必需的維他命，需根據個人需要使用。
2. 過量攝取可能引起不良反應，服用時需注意劑量控制。
3. 可能與某些藥物相互作用，服用前應先諮詢醫生意見。
4. 懷孕和哺乳期婦女應特別注意這些補充劑的攝取量，一般增加約 30%。
5. **宜服用多種維他命取代：**很少獨立成為保健品使用和出售。

維他命 C

Vitamin C

維他命 C（Ascorbic Acid）是一種水溶性維他命，對於人體健康至關重要。維他命 C 可以說是最為人熟悉的保健品，亦是最「入屋」的保健品，不論是藥丸或是沖劑，每家每戶總有一些。它可以說是守護大家健康的重要保健品，尤其是 2019 新冠一疫之後，維他命 C 忽然一躍而成大家最喜歡的保健品之一，也讓保健品與中西醫平分秋色。以下讓我們探討一下它到底有甚麼優越功能，讓它成為每家每戶不能或缺的保健品。

功效

1. **維持整體健康：** 促進膠原蛋白的合成，維持皮膚、血管、骨骼和牙齒的健康。
2. **抗病防感染：** 增強免疫系統功能，幫助抵抗感染。
3. **抗氧化：** 保護細胞免受自由基損傷。
4. **預防貧血：** 促進鐵質吸收，預防缺鐵性貧血。

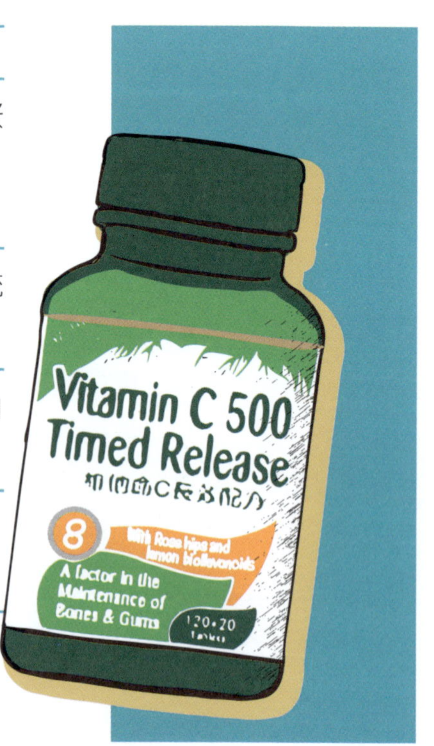

維他命 C 廣泛存在於新鮮水果和蔬菜中，特別是柑橘類水果（如橙、檸檬）、草莓、奇異果、紅椒、綠葉蔬菜（如菠菜、羽衣甘藍）和番茄。雖然維他命 C 也能通過化學合成，但因在天然水果中提取十分容易，而各位用家越來越崇尚自然，因此科學合成方法製成的維他命 C 在市場上相當少。

概覽

維他命 C 在體內參與多種生理功能，包括抗氧化作用、膠原蛋白合成、促進免疫功能、促進鐵質吸收和輔助神經遞質合成。維他命 C 對於皮膚、血管、骨骼和結締組織的健康十分重要。不知大家有沒有聽過一些老生常談，就是戶外活動或到沙灘遊玩後，皮膚曬傷曬黑後，長輩都會鼓勵我們服用一些維他命 C，促進皮膚修復和美白，這就是維他命 C 入屋的原因之一。另一個非常「入屋」的原因，是它能增強免疫系統，促進白血球的功能。維他命 C 作為免疫細胞的食糧，能支持免疫系統高強度運作。眾多研究顯示，一些人受感染過後，免疫系統要高強度工作，身體內的維他命 C 水平會大幅減低，直接證明我們的免疫系統與維他命 C 水平息息相關。它還可參與多巴氨、去甲腎上腺素等神經遞質的合成，對不明神經痛楚、腦部疾病乃至是「長新冠」症狀都有很好的輔助功效。

保健應用

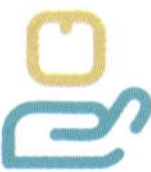

現時最新的科研是有關維他命 C 和抗癌能力的相關性。有研究指出高劑量的維他命 C 可以有助抗癌，高劑量的意思就是常見劑量的 3 到 5 倍。這裏需要警告一下各位，現時的維他命 C，因為其水溶性特質，能進入身體血液循環的劑量約為 7%，因此如果是一般維他命 C，服用 5 倍劑量都未達服用劑量上限，雖然不可取但是尚算安全。現時有一些保健品採用了新科技，叫脂體化（Liposomal technique），能讓生物使用率大幅度提升至超過 30%。因此服用一般劑量的脂體化維他命 C，已差不多等於服用普通水溶性維他命 C 4 倍以上的劑量；以此為根基，再服用 5 倍劑量的話，就相當於普通水溶性維他命 C 20 倍以上的劑量，這需要各位警惕的。還有一些醫美程序會把維他命 C 和穀胱甘肽以靜脈滴注（內地稱為打點滴）的方式，經靜脈直接輸入身體，這樣的生物吸收率是 100%。雖然醫美程序一般由醫生執行，但其實醫學院裏有關保健品的教學相當之少，因此大家進行類似的醫療程序前應該要相當謹慎小心。

適合人士

1. **常患病人士：**增強免疫系統，減少患病機會。
2. **皮膚病人士：**促進膠原蛋白合成，保障皮膚健康。

3. **缺血易累人士：**減輕缺鐵性貧血，增加身體活力。
4. **糖尿病人士：**加速傷口癒合，減低糖尿病傷口難痊癒問題。

注意事項

1. **留意劑量：**過量攝取可能引起腸胃不適。
2. **留意肝腎結石症狀：**長期高劑量攝取可能增加肝腎結石風險。
3. **產品來源：**應選擇天然萃取的產品，較人工合成更好。

宜
- 宜用緩釋配方，減輕腸胃負擔。
- 宜選用脂體化維他命 C，以增加生物利用度。

忌
- 忌與高劑量鈣質同服，增加結石風險。
- 忌與鹼性物同服，以避免削弱維他命 C 功能。

維他命 D

Vitamin D

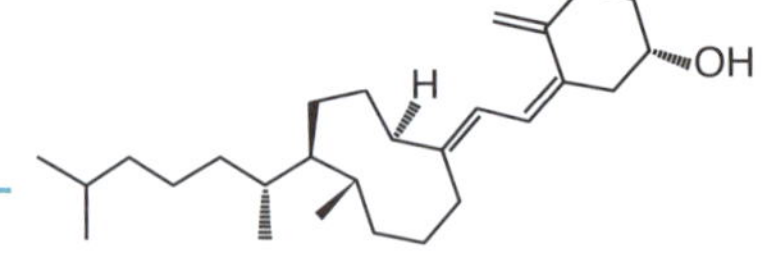

維他命 D 是一種脂溶性維他命，對於骨骼健康和鈣磷代謝相當重要。天然上，維他命 D 可以透過身體自行合成，可以透過皮膚接受日照裏的紫外線來合成的，因此如果從事戶外工作，需要體力勞動或經常運動的，一般都不需要額外吸收維他命 D。可是有很多人從事室內工作，如朝九晚五的上班族、在醫院內工作的醫療從業員等等，他們接受日照的時間很短，身體製作的維他命 D 有機會比其他人少。雖然不至於影響健康，但高水平的維他命 D 含量所帶來的健康得益，就似乎不能享受了。

功效

1. **保持骨骼牙齒健康：**促進鈣和磷的吸收，為骨骼和牙齒提供組成材料。
2. **強身防病：**支持免疫系統功能，幫助抵抗感染。
3. **減緩骨質疏鬆：**調節鈣磷代謝，預防骨質疏鬆和佝僂病。

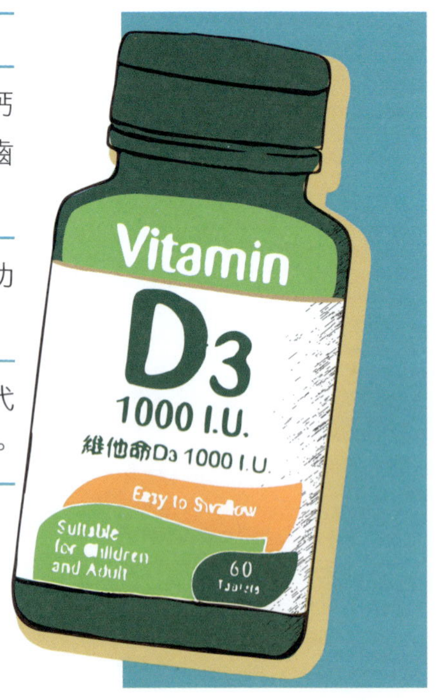

維他命 D 主要有兩種形式出現，分別是維他命 D_2 麥角鈣化醇（Ergocalciferol），主要來自植物來源，和維他命 D_3 膽鈣化醇（Cholecalciferol），主要來自動物來源和皮膚在紫外線照射下合成。現時市面上流通的維他命 D 保健品一般都是維他命 D_3，因為它的生物利用度比較高，對身體的健康效益也比較明顯。

概覽

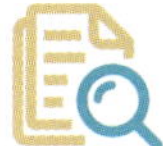

維他命 D 在體內參與多種重要的生理功能，如促進腸道對鈣和磷的吸收，維持血鈣和血磷的水平。因為骨骼主要由鈣組成，因此足夠的維他命 D 能促進骨骼的形成和礦化，預防骨質疏鬆和佝僂病。在此需要注意的，是我們的骨骼其實不斷經歷分解和組成循環，如果鈣質不足、維他命 D 不足或一些荷爾蒙問題導致鈣質未能有效依附在骨骼上，將很大機會導致骨質疏鬆，嚴重的會造成骨折。很多婦女在更年期停經後，女性荷爾蒙下降就會導致骨質疏鬆就是這個原因了。所以我們一般建議女性如果有家族性遺傳的骨質疏鬆，快到更年期指時就應該補充維他命 D_3/K_2 和鈣，來預防骨質疏鬆。此外如果你很喜歡喝碳酸飲料（汽水），因碳酸有機會進入血液循環中，當碳酸接觸到骨骼時，就會加快骨質分解過程，因此這些愛喝汽水的朋友也建議他們多服維他命 D。除了針對骨骼的功效外，維他命 D 還參與細胞增殖和分化，有助補充因受損受傷而死亡的免疫細胞，令免疫力一直維持在高水平。結合維他命 B 和 C 來使用，將有助提升整體免疫能力。

有一點需要留意的是維他命 D 屬於脂溶性保健品，進入身體後他們傾向於保存在脂肪中，可是脂肪和骨間中間還有肌肉阻隔，因此進了身體的維他命 D 一般並不能直接長期支援骨骼的生成，故需要一直補充，讓它們在血液中的含量保持在高水平。但這同時有另一樣反效果，就是進入了身體內的維他命 D 因為長期依附着體內脂肪，令它們不容易離開身體，不斷進食補充的話會讓身體內的維他命 D 沉積。雖然現階段的科研並沒顯示維他命 D 沉積對健康有甚麼風險，但任何東西在身體過份累積並不好。為了兩者取個平衡，在此建議大家只在晚上服用維他命 D，讓維他命 D 留在血液裏的時間增多，把其健康效益最大化。

適合人士

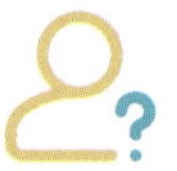

1. **缺乏日曬人士：**如在家或辦公室工作人士。
2. **老年人：**隨着年齡增長，皮膚合成維他命 D 的能力減弱。
3. **更年期婦女：**因女性荷爾蒙減低而導致骨質疏鬆機會大幅增加。

注意事項

1. **攝取劑量：**過量攝取可能引起高鈣血症，導致腎結石、心律不整和其他健康問題。
2. **授母乳婦女：**應提升維他命 D 的攝取量。
3. **產品活性成分：**分為 D_2 和 D_3，以維他命 D_3 為常見配方。

宜
- 宜配合鈣質服用，增加骨骼生成。
- 宜和維他命 K_2 同服，增加鈣質吸收。

忌
- 忌散漫生活態度，血流減慢會增加血管鈣化風險。

維他命 E

Vitamin E

維他命 E 是一種重要的脂溶性抗氧化劑，對於保護細胞免受氧化損傷、維持免疫功能和促進皮膚健康具有重要作用。它主要包括生育酚（Tocopherols）和生育三烯酚（Tocotrienols）。其中，α - 生育酚（alpha-tocopherol）是生物活性最強、最常見的形式。

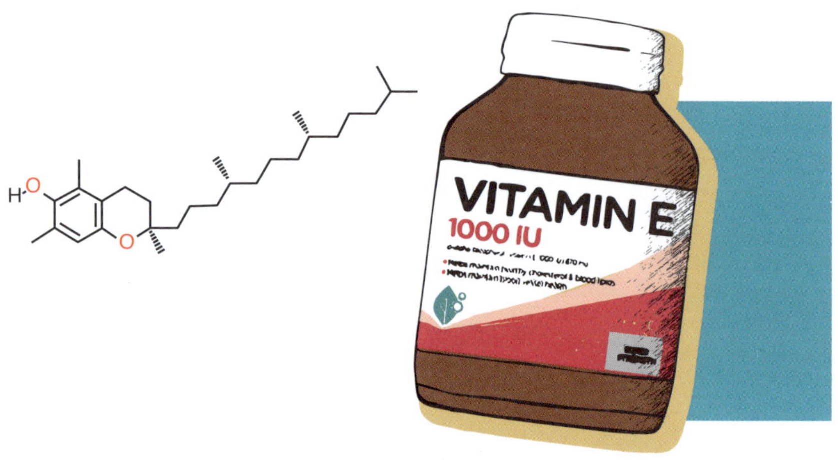

功效

1. **高效抗氧化：** 針對細胞皮膚和內臟進行針對性抗氧化工作。
2. **消炎殺菌：** 針對皮膚和血管，對抗入侵細菌和病毒。
3. **促進皮膚健康：** 減少皺紋和疤痕，改善乾性濕疹帶來的皮膚問題。
4. **預防血管栓塞：** 改善血液循環，預防血栓形成。

概覽

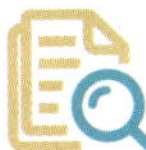

維他命 E 在體內參與多種生理功能，包括常見的抗氧化作用，保護細胞膜中的多元不飽和脂肪酸免受自由基的氧化損傷。留意維他命 E 是脂溶性保健品，因此保護的細胞傾向和脂肪附近的細胞有高度相關性，即內臟和皮膚。事實上維他命 E 多用在處理乾性濕疹，可以為皮膚鋪上一層油，防止皮膚水分散失於空氣中，同時它的抗炎抗氧化能力也可以幫助皮膚消炎及皮膚損傷後的重組，從而減輕濕疹和相關皮膚病的症狀。它也有基礎的抗凝血功能，也能促進血管擴張，防止血小板聚集，減少血栓形成的風險。但這個作用只屬輔助性質，單獨使用的話不應期望它在這個範疇能有多少建樹，如希望真的達到更強的抗凝血功能，應結合水蛭素、蚓激酶和白藜蘆醇等具有更強效的抗凝血和抗血小板功能的保健品，才比較有成效。

保健應用

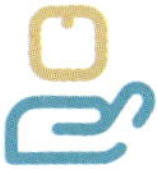

維他命 E 也可以透過日常進食來獲得，它廣泛存在於植物油、堅果、種子和綠葉蔬菜中。它的主要來源包括葵花籽油、橄欖油和大豆油，堅果和種子類如杏仁、葵花籽和南瓜籽。比較多人經由蔬菜攝取，例如菠菜、羽衣甘藍和西蘭花等。如果以上的保健食材你都甚少進食的話，就是時候考慮服用維他命 E 保健品了。

維他命 E 還有一個獨特的用處，如果有細心留意它的名稱的話，應該會留意到它和生育有關，包括有生育酚和生育三烯酚，因此缺乏維他命 E 的話，精子卵子的質素會受到影響。在以前醫學不太昌明的時候，如果遇上難以受孕的婦女，醫生是會處方維他命 E 來強化精子和卵子，也能潤滑輸精管和輸卵管，同時減低患上婦科疾病的機會，包括子宮內壁移位和宮外孕的機率。縱使它能幫助生育，但也不能無節制地瘋狂攝取。有近代的研究顯示，長時間吸收高劑量的維他命 E 可能會導致生殖器官相關癌症，包括前列腺癌、卵巢癌和乳癌等。不過所謂的長期和高劑量吸收，是指超過一年，服用正常劑量 3 倍以上的劑量，所以除了極端服用情況，不需擔心服用維他命 E 會引起癌症的。

適合人士

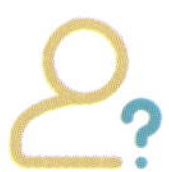

1. **有皮膚問題濕疹人士：** 處理皮膚炎症和不適，減輕濕疹的影響。
2. **心血管疾病人士：** 促進血液流動、潤滑血管，減低血管患病風險。

注意事項

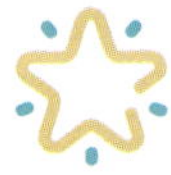

1. **攝取劑量：**過量攝取可能引起出血風險，特別是對於服用抗凝血劑的人士。
2. **患癌風險：**有研究顯示超過 12 個月連續高劑量服用會增加患癌症風險。
3. **產品材料：**天然萃取的維他命 E 對健康影響比合成得來的低。

宜
- 宜結合婦產科保健品作日常保健之用。
- 宜跟餐進食以促進吸收。

忌
- 忌和多種控制「三高」藥物同服，可能加強藥物功效，服用前應先諮詢專業人士意見。

維他命 K

Vitamin K

維他命 K 是一種脂溶性維他命，對於血液凝固、骨骼健康和心血管健康具有重要作用。維他命 K 主要有兩種形式，包括維他命 K_1（葉綠醌，Phylloquinone），主要來自綠葉蔬菜；和維他命 K_2（甲萘醌，Menaquinone），主要來自動物和某些發酵食品，並且由腸道細菌合成。

功效

1. **減低出血風險：**促進血液凝固，防止過度出血。
2. **支持骨骼健康：**幫助鈣的沉積和骨骼形成。
3. **保持心血管健康：**防止動脈鈣化。
4. **逆齡抗衰老：**參與細胞生長和修復過程。

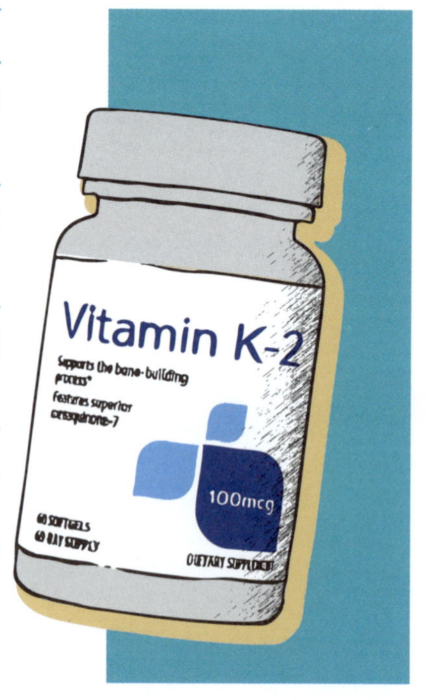

保健應用

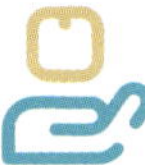

維他命 K 在身體內擔當十分重要的角色，對身體重要作用包括血液凝固、維持骨骼健康和心血管功能。缺乏維他命 K 會導致凝血功能障礙，增加出血風險。維他命 K 補充劑被用於預防由維他命 K 缺乏引起的出血性疾病。多項研究顯示，維他命 K 有助於骨骼健康。維他命 K 參與骨鈣素的合成，促進鈣的沉積和骨骼的礦化。補充維他命 K 可以改善骨質密度，降低骨折風險，特別是在老年人和更年期停經後婦女中。一般而言，維他命 D_3 和維他命 K_2 會一同服用，因為維他命 K 可以改善骨質密度，讓鈣質能加快融入骨骼，而維他命 D 則有助骨骼善用鈣質，因此兩種維他命經常一同使用，降低骨折風險。

心血管健康方面，維他命 K 有助於防止鈣在動脈壁上的沉積，從而減少動脈硬化的風險，加上維他命 K 有很強的抗凝血功能，這樣更有助血液當中的沉積物減少依附在血管內的鈣化物上。如果病人血管收窄的主要原因是因為鈣化物導致，保健學者一般會建議結合溶石草一同來用，一方面減少沉積物包裹鈣化物，另一方面可以把鈣化沉積物慢慢溶解，最後達至血管暢通的終極目標。

保健學者會用維他命 K 來應對出血性疾病，它被廣泛用於由維他命 K 缺乏引起的出血性疾病，如初生嬰兒出血和抗凝血藥物過量引起的出血。在香港，每位初出生的幼兒，在醫院洗澡時都會打上一針維他命 K，除非有已知明顯禁忌症，否則這針每人都要打，你和我都一定打過，所以説醫療和保健同出一源，沒分甚麼保健學和醫學，只分有效和無效而已。

要留意維他命 D 和維他命 K 同樣是脂溶性維他命，傾向於走進脂肪含量多的地方，包括內臟和皮膚。因它有抗凝血功能，因此如長期大量服用的話有機會令內臟容易出血，特別是高血壓患者，有機會令到腎臟內的腎小球血管破裂，維他命 K 令受損血管不能止血，最後嚴重影響腎功能。皮膚方面也會變得容易出血，導致皮膚容易有明顯瘀痕，這些都是長期服用維他命 K 的後遺症，值得大家記住。

適合人士

1. **有凝血問題人士：**促進血液凝固，防止內出血發生。
2. **有骨質疏鬆風險人士：**促進鈣質吸收及骨骼生成。
3. **心血管問題人士：**防止鈣化，保持血管暢通。
4. **需高強度活動人士：**促進細胞生長和修復。

注意事項

1. **注意用量：**過量攝取可能引起血液凝固問題，特別是對於服用抗凝血劑的人士。
2. **相互影響：**與藥物和食物容易有相互作用，例如綠葉蔬菜。
3. **成分來源：**注意產品中維他命 K 的含量和來源，如維他命 K_1（植物來源）或維他命 K_2（動物來源或發酵食品），較常見為維他命 K_2，一般為 100mcg。

宜
- 宜與維他命 D_3 同服。
- 宜配合其他微量元素或保健促效劑（如胡椒素或辣椒素）同服。

忌
- 忌用於容易凝血堵塞血管人士，如膽固醇高或血小板過多的人士。

保健品食用指南

編著
林嘉良

責任編輯
KC

裝幀設計
鍾啟善

排版
辛紅梅

部分圖片
Freepik

出版者
萬里機構出版有限公司
香港北角英皇道 499 號北角工業大廈 20 樓
電話：2564 7511　　傳真：2565 5539
電郵：info@wanlibk.com
網址：http://www.wanlibk.com
http://www.facebook.com/wanlibk

發行者
香港聯合書刊物流有限公司
香港荃灣德士古道 220-248 號荃灣工業中心 16 樓
電話：2150 2100　　傳真：2407 3062
電郵：info@suplogistics.com.hk
網址：http://www.suplogistics.com.hk

承印者
寶華數碼印刷有限公司
香港柴灣吉勝街 45 號勝景工業大廈 4 樓 A 室

出版日期
二〇二五年四月第一次印刷

規格
32 開（220mm × 150mm）

ISBN 978-962-14-7606-7

免責聲明

書中資訊只供參考，不同人士體質各異。如有需要，請先向專業人士諮詢意見。